If I'm Being Honest

boekerij.nl

Dan Karaty

If I'm Being Honest

Hoe ik van verborgen alcoholist een gelukkig man werd

Vertaald door Rebekka W.R. Bremmer

BOEKERIJ

ISBN 978-90-225-9772-9
ISBN 978-94-023-2009-1 (e-book)
NUR 402

Oorspronkelijke titel: *If I'm Being Honest*
Vertaling: Rebekka W.R. Bremmer
Omslagontwerp: DPS Design & Prepress Studio
Omslagbeeld: © Frank Ruiter
Auteursfoto: © Frank Ruiter
Zetwerk: Mat-Zet bv, Huizen

Natasha, elke ochtend spreek ik mijn dank uit voor jouw steun en toewijding aan mij en ons gezin. Ik zal eraan blijven werken om de man en echtgenoot te zijn die je verdient. Quinn en Daniel, ik zal eraan blijven werken de vader te zijn die jullie verdienen. Dit boek is voor jullie. Ik hou van jullie.

Proloog

Het was 2018, aan het begin van de zomer, en er leek maar geen einde te komen aan mijn reisjes van New York naar Amsterdam en terug. Ruim tien weken lang vloog ik voor een paar dagen naar Amsterdam om de televisieserie *Soof* te filmen, een nieuw seizoen van ons succesvolle programma *Dance, Dance, Dance* te jureren en de televisiespecial *Got Talent Worldwide* te presenteren. Daarna vloog ik weer terug naar huis om door te werken, bij mijn gezin te zijn en verder iedereen tevreden te houden. Om het dan vier dagen later nog een keer te doen. Telkens weer. Tussendoor moest ik ook nog naar Seattle en Los Angeles, alsof mijn biologische klok nog meer verwarring kon gebruiken. Het was allemaal mijn eigen schuld. Toen ik ermee instemde de programma's te doen en het schema accepteerde, wist ik waar ik aan begon wat betreft het reizen en het constante tijdsverschil. Ik had al eerder zo'n schema gehad, waarbij ik zelfs vanuit Los Angeles moest reizen – wat vijf uur vliegen is van New York –, maar toen was ik jonger, had ik geen kinderen. Dit zou moeilijk worden.

Een paar dagen voor ik aan dit intensieve reisschema begon,

staarde ik naar de gedetailleerde planning op mijn telefoon en kwam het even heel hard aan, een soort vlaag van helderheid. Ik zei tegen mezelf dat ik de komende maanden alleen door kon komen, op hoog niveau kon presteren en al mijn verplichtingen na kon komen, als ik minder zou drinken. Plannen, alertheid en altijd klaarstaan zijn een paar van mijn sterke kanten, maar de moed zakte me steeds meer in de schoenen wanneer ik naar de planning van de komende dagen keek. Ik wist dat het onmogelijk was 's avonds helemaal geen wijn meer te drinken; het was mijn gewoonte en mijn leven wordt bepaald door gewoontes. Bovendien waren alle eerdere pogingen tevergeefs geweest. Door de wijn kon ik me ontspannen en aan het einde van de dag even uitblazen, dus hield ik mezelf voor dat ik alleen maar hoefde te minderen. Let wel, minderen betekende in mijn geval één fles leegdrinken in plaats van de twee of, als het soms echt een lange nacht was, drie die tot de mogelijkheden behoorden. De sporadische lunches die vooral uit wijn bestonden kon ik ook wel vergeten. Dat moest me toch wel lukken? Ik was op elk ander vlak in mijn leven gedisciplineerd, van planningen en werkroutines tot aan fitness- en eetschema's. Zolang ik me kan herinneren is op een fatsoenlijk tijdstip naar bed gaan en 's ochtends weer vroeg opstaan makkelijk voor me geweest, regelmatig naar de sportschool gaan een gegeven en op tijd op afspraken komen een must. Drank minderen was gewoon een extra schema, en hoe broos het ook was, ik geloofde echt dat ik me eraan zou houden. Vat het woord 'geloofde' alsjeblieft niet te licht op, ik geloofde het echt.

Ik kwam na een nachtvlucht in Amsterdam aan en was om acht uur 's ochtends bij mijn hotel. Om me zo snel mogelijk thuis te voelen, pakte ik zodra ik was ingecheckt altijd alles helemaal uit en dit keer was het niet anders. Zie je wel? Ik was gedisciplineerd. Nadat ik een paar uur had geslapen lunchte ik, ging ik naar de fitnessruimte om te sporten en douchte. Discipline. Weer. Toen begon het wachtspelletje. Het was mijn doel niet vóór het magische tijdstip van vijf uur 's middags te drinken. Dat doel bereikte ik, al wachtte ik ook geen seconde langer. Ik begroette Dennis, de barman van het hotel, met een omhelzing, wat al genoeg zegt. Terwijl we over onze gezinnen kletsten en bijpraatten, schonk hij me een flink glas van mijn favoriete rode wijn in. Het kostte me al mijn kracht om het glas nonchalant naar me toe te halen, op te tillen en een heel klein slokje te nemen. De waarheid was dat ik al sinds het vliegtuig die ochtend geland was en ik wakker was geworden aan dit drankje had gedacht. Het liefst had ik het volle glas van de bar gegrist en een flinke teug genomen, maar ik moest de schijn ophouden. De schemerig verlichte bar was nog leeg, omdat die nog maar net was geopend, dus bespraken Dennis en ik het nieuws terwijl ik mijn eerste glas leegdronk. Zonder het te vragen schonk hij me meteen weer met een royale hoeveelheid bij, en toen waren er inmiddels een aantal andere gasten binnengekomen die zijn aandacht vroegen. Met mijn hoofd gebogen over mijn telefoon scrolde ik door nieuws en social media en joeg mijn tweede glas erdoorheen. De realiteit van die avond en van mijn beslissing om minder te drinken begon tot me door te dringen, gepaard met een oprecht gevoel van droefheid en teleurstelling bij elke slok die ik nam. Ik zag dat mijn avondje drinken al bijna ten einde was. Met het derde glas wijn van Dennis was de fles leeg en dat nam ik mee naar mijn kamer. Meestal kreeg ik een upgrade naar een prachtige suite, volstrekt onnodig omdat ik in mijn eentje was, maar wel zeer gewaardeerd. Met de televisie aan maar het geluid uit, en de muziek uit mijn reisspeakers, duurde het niet lang voor er nog maar een bodempje in mijn glas zat. De televisie en de muziek stonden aan om me subtiel af te leiden van het belangrijkste gebeuren: het onophoudelijke gezeik in mijn hoofd. Ik had mezelf beloofd dat ik minder zou drinken, en ik geloofde dat ik me daaraan kon houden. Maar ik was er natuurlijk ook helemaal zeker van dat ik best meer aankon, en er ook recht op had, dat ik het mezelf niet moest ontzeggen. Ik belde de roomservice en bestelde mijn gebruikelijke salade met gegrilde kip, en toen hoorde ik de volgende woorden: 'Wilt u daar iets bij drinken, meneer Karaty?'

Ik bleef even stil. Toen zei ik: 'Twee glazen pinot noir, alsjeblieft.'

Geen discipline.

Het was gewoon zo frustrerend dat ik me vrijwel overal toe kon zetten en alles voor elkaar kon krijgen, behalve dit. Ik wist diep vanbinnen dat ik niet nog meer moest drinken en de woorden 'nee, nee, nee' stegen helemaal naar mijn borstkas en keel tot ik mijn mond opendeed en 'ja' zei. Ik ijsbeerde een tijdje door de kamer voor ik me erbij neerlegde. Hé, normaal gesproken zou ik drie glazen hebben besteld, dus dit was een verbetering, zei ik tegen mezelf, en het bedroefde, teleurgestelde gevoel maakte meteen plaats voor opwinding. Alleen al bij de gedachte aan meer wijn stroomde er letterlijk een gevoel van warmte en vreugde door me heen.

Al jarenlang was er elke avond dat beslissende moment waarop ik besloot een grens over te gaan. De meeste mensen zullen het feit dat ik toen al anderhalve fles wijn had gedronken buitensporig vinden, en ja, ik was wel aangeschoten, maar ik was oké. Ik kon het dienblad van de roomservice voor de deur zetten, er een punt achter zetten en naar bed gaan, en 's ochtends weer fris als een hoentje zijn. Maar zo zat ik niet in elkaar. De innerlijke dialoog van 'je hebt genoeg gehad, je zei dat je zou minderen, bel Natasha gewoon en ga naar bed' leek steeds meer op een ruzie. Het weerwoord klonk vol rechtvaardiging: 'Het gaat prima, je bent alleen, gun jezelf wat rust. Bovendien ga je morgenochtend sporten. Kom op, je bent Dan Karaty, je verdient het.'

Geen discipline. Ik liep weer naar beneden, ging langs bij Dennis' bar en haalde nog een glas wijn om mee naar mijn kamer te nemen. Ik weet niet wie ik dacht voor de gek te houden door af te wisselen tussen de bar en roomservice. Ik weet zeker dat ze onderling contact hadden en wisten hoeveel ik bestelde. Waarschijnlijk kon het ze niets schelen, maar dit waren de spelletjes die ik speelde. Ik ging weer naar boven. Met een vers, vol glas in mijn hand staarden mijn glazige ogen me aan in de spiegel van de lift. Ik werd niet blij van wat ik zag, maar ik accepteerde het. Terwijl ik door de lange, kronkelende gang naar de laatste kamer aan de rechterkant liep, bleef ik maar herhalen: 'Dit is wie je bent en het is oké.' Ik nam een besluit. Dat haalde de druk van de ketel, gaf me een vredig en troostrijk gevoel, maakte me zelfs blij. Ik zou mezelf voortaan toestaan te drinken zonder daar nog vraagtekens bij te zetten. Het zou goed komen. Dat was het belangrijkste.

Toen dat glas bijna op was, schalde mijn muziek hard door de kamer en trad ik een andere dimensie binnen. Ik opende de kleine fles rode wijn uit de minibar en begon daaraan. Toen ik aan het derde flesje uit de minibar bezig was, stak mijn discipline weer de kop op. De wekker van mijn telefoon zou om 22:30 afgaan om me eraan te herinneren te stoppen. Hij ging af. Ik zette hem uit. Op de een of andere manier drong de betekenis van die wekker wel tot me door. Als ik de volgende dag wilde overleven, dan was het nu tijd om naar bed te gaan. Discipline.

Diezelfde wekker maakte me acht uur later wakker uit mijn bewusteloze, dronken slaap. Binnen dertig seconden was ik in paniek. Wie had ik geappt? Wat had ik gezegd? Had ik met Natasha gesproken? Alles was een beetje wazig. Nadat ik die gebruikelijke shitzooi op een rijtje had gezet, dacht ik diep na over de voorgaande nacht. Ik had een belangrijk besluit genomen toen ik door die gang liep en een van de laatste obstakels voor mijn drankgebruik had weggehaald. Ik gaf mezelf volledige toestemming om te drinken. Geen willekeurige regels of beperkingen meer. Die waren niet goed voor me en ze waren ook niet meer nodig. Die nacht schiep een slecht precedent voor de toekomst en leidde tot een verergering van mijn slechte gewoontes. Maar daar dacht ik toen niet aan. Ik ging sporten. Discipline.

1. De Karaty-clan

Ik ben geboren op 1 oktober 1976, als de jongste van de vijf kinderen van Thomas en Jane Karaty. Tommy is mijn oudste broer en dan heb je mijn andere broer Andrew en mijn zussen Candice en Alexis. We waren altijd al een hechte familie en dat zijn we nog steeds. Mijn vader Thomas, geboren in 1940, en mijn moeder Jane, geboren in 1946, zijn op 24 september 1967 getrouwd en nog steeds gelukkig met elkaar. Op elke willekeurige avond kun je mijn vader horen zeggen: 'Janie, kom eens op mijn schoot zitten,' al wordt hij meestal lachend door mijn moeder afgewezen. Ze wonen nog steeds in het huis waar we zijn opgegroeid, dus Kerstmis wordt elk jaar in dezelfde kamers, om dezelfde open haard en onder hetzelfde dak gevierd als toen we nog klein waren. Dat is geweldig.

Hoe ouder mijn broers, zussen en ik worden, hoe meer we van elkaar lijken te verschillen, al zijn we nog steeds close en in verschillende mate betrokken bij elkaars leven. Omdat de leeftijdsverschillen tussen ons niet groot zijn – Tommy en ik schelen maar negen jaar – hebben we veel lol met elkaar gehad. Voetbal was de lievelingssport van de familie, of het nu in de achtertuin, het souterrain of ieder in onze eigen teams op het veld was. De meeste avonden aten we samen aan de eettafel, compleet met grappen en meningsverschillen, en soms kregen mijn broers standjes vanwege hun slechte cijfers. Op zondag werd er normaal gesproken gebruncht nadat we naar de kerk waren geweest, al weet ik niet hoe en waarom mijn ouders dat zichzelf elke week aandeden. Mijn vader zat altijd toeterend in de stationcar te kijken hoe wij een voor een naar buiten druppelden. Hij keurde steevast de kleren die Alexis die dag had gekozen af en stuurde haar huilend terug naar binnen om zich om te kleden. Zodra ik in de auto zat begonnen mijn broers me zoals gewoonlijk te slaan en knijpen en okkernoten uit te delen, waar ze ook tijdens de kerkdienst gewoon mee doorgingen. Aangezien mijn vader zelf altijd stipt op tijd was – ik neem aan dat ik dat van hem heb – wond hij zich enorm op dat de vrouwen nog niet in de auto zaten, om over het gedonder op de achterbank maar te zwijgen. Je kon zowat de stoom uit die arme man zijn oren zien komen. Ter verdediging van mijn moeder: zij moest voor ze aan zichzelf kon denken alle kinderen helpen zich klaar te maken, wat een onmogelijke taak was, dus zij had echt wel recht op die extra minuten. Mijn moeder, Miss Jane of Zuster Jane, zoals we haar soms noemen, is een heilige. Ik snap niet dat ze mijn vaders boosheid toen pikte. Zij was degene die het ontbijt had gemaakt, had opgeruimd, iedereen had klaargemaakt en de deur had uitgekregen. Maar ze vertrok geen spier. Ze is altijd degene geweest die ons bij elkaar heeft gehouden en ons voorbeeld is geweest als het gaat om empathie, liefde en vriendelijkheid. Omdat ik de jongste ben, had ik haar voordat ik naar school ging een jaar voor mezelf. Daar hebben we volop van genoten. Ik wilde altijd een wandelingetje maken en de eendjes voeren in de vijver vlak bij ons huis, maar eerst moesten we het huis schoonmaken. Nog steeds maak ik mijn bed op, houd ik het huis netjes en heb ik de discipline om voordat ik naar buiten ga eerst mijn taken af te ronden. En er was áltijd tijd om te wandelen en de eendjes te voeren. Maar die zondagochtenden waren wel wat hectisch. Om vijf over tien gingen we dan eindelijk op weg naar de dienst die om tien uur begon. Zo'n tien minuten later liepen we, zo stil als mogelijk was voor zeven Karaty's, de kerk in, op zoek naar een kerkbank waar we met z'n allen naast elkaar konden zitten. Als kind had ik echt niets door, maar man o man, wat moeten mensen gek van ons zijn geworden.

We zijn grootgebracht in een welvarend stadje genaamd Wyckoff. Het was pittoresk, met prachtige huizen, rustige straten, hoge bomen en grote, groene gazons. Onze achtertuin was gigantisch, perfect om te voetballen en American football en honkbal te spelen. En wat hebben we veel gespeeld! We gingen op de fiets de stad in om pizza en ijsjes te kopen, en vaak gingen we ook langs de snoepwinkel. Zomers waren we van 's ochtends vroeg tot 's avonds laat buiten en konden we veilig van het ene huis van een vriendje naar het andere. In de winter was alles wit besneeuwd. Er waren sneeuwballengevechten en op de meeste gazons prijkte een sneeuwpop. Je zou kunnen zeggen dat we onze jeugd in een bubbel doorbrachten, omringd door bossen en beschermde natuurgebieden en toch maar dertig minuten van de herrie en chaos van New York City vandaan. Met een paar vriendjes maakte ik altijd de grap dat wij in het getto van Wyckoff woonden, aangezien er andere delen van de stad waren met grotere huizen en mooiere auto's. We waren niet rijk, maar we kwamen nooit iets tekort. Als ik nieuwe Jordans wilde, dan kreeg ik nieuwe Jordans. Op het eerste gezicht en volgens de meeste mensen was dit hechte gezin van Ierse, Schotse en Syrische afkomst het toonbeeld van perfectie. Wij waren de Karaty's.

Mijn ouders waren allebei dansers op Broadway en zaten in musicals als *West Side Story*, *Mame* en *Hello Dolly*. Ze scheppen er niet over op, maar mijn vader speelde met Angela Lansbury in een musical en verscheen regelmatig in de Perry Como Show, een variétéprogramma. Mijn moeder trad dagelijks op met een jonge Goldie Hawn, die ook haar huisgenoot was. Nadat ze waren getrouwd besloot mijn vader, die aan de universiteit van Notre Dame in de staat Indiana had gestudeerd, met tegenzin effectenmakelaar te worden om voor stabiliteit te zorgen voor zijn snelgroeiende gezin. Op sommige momenten geeft hij eerlijk toe dat het hem in het verleden wel pijn heeft gedaan te bedenken wat er was gebeurd als hij dat niet had gedaan, omdat veel van zijn collega's roemrijke carrières opbouwden in de showbusiness. Maar velen lukte dat ook niet, dus koos hij voor een baan met meer zekerheid. Daardoor kon mijn moeder thuisblijven en voor ons zorgen, wat ze allebei graag wilden. Hoewel ze een talentvolle danser en performer was, droomde mijn moeder ervan thuisblijfmoeder te worden en zoveel mogelijk kinderen groot te brengen. Mijn ouders maakten een afspraak die hen beiden gelukkig maakte; hij zou kostwinner zijn en zij zou de kinderen grootbrengen, en dat was ongeveer twintig jaar lang het geval. Toen ik twaalf was, kozen mijn ouders er weer voor hun passie te volgen en openden ze een ongelofelijk succesvolle dansschool genaamd In The Spotlight – ziedaar mijn dansopleiding. Er werd altijd wel ergens in huis gedanst, en mijn zussen leerden me nieuwe pasjes zoals de Roger Rabbit en de Wop, maar verder interesseerde het me in het begin niet zo. Pas in het tweede of derde jaar van het bestaan van de school ging ik er soms heen. Je kunt wel zeggen dat mijn interesse in meisjes daarmee gepaard ging. Ik ging meedoen met een les voor jongens die mijn vader gaf, en ik vond het geweldig! Tot die tijd had ik alleen foto's gezien van mijn ouders die dansten, en een paar simpele dansjes in huis. Om mijn vader nu in actie te zien was cool. Hij was echt goed. Het duurde niet lang voor ik verschillende lessen per week ging volgen, sommige met alleen maar jongens, maar de meeste met de meisjes. In The Spotlight werd echt een familieding. Ruim dertig jaar later hebben mijn ouders de dansschool nog steeds en wordt die door Alexis gerund. Dat is het korte verhaal.

Het lange verhaal is kleurrijker. Mijn ouders namen een gigantisch risico toen ze de dansschool openden, maar dat deden ze omdat mijn vader achtenveertig was en zich ellendig voelde. Hij had regelmatig paniekaanvallen, waarmee hij soms in het ziekenhuis belandde, en hij kon er niet meer tegen. Hij was heel ongelukkig in zijn baan als effectenmakelaar, en ongetwijfeld maakte dat mijn moeder ook ongelukkig. In die tijd was ik me daar volstrekt niet van bewust, en ik geloof mijn broers en zussen ook niet. Mijn ouders deelden dit soort situaties nooit met ons. Uiteindelijk stopten ze alles wat ze hadden in de dansschool. Het was een risico dat het waard was om te nemen, maar het harde werken en de opoffering die het kostten om een onderneming op te zetten, leidden ertoe dat er 's avonds laat pizza's werden besteld in plaats van samen een maaltijd te eten, dat er het hele weekend werd gewerkt in plaats van naar de kerk te gaan op zondag, en een heleboel andere veranderingen in de gezinsdynamiek. Ikzelf had er enorm profijt van dat mijn ouders besloten hadden een eigen bedrijf te beginnen. Ik moest leren zelfstandig te zijn en voor mezelf te zorgen, mijn huiswerk en vrije tijd goed te plannen, en best vaak mijn eigen maaltijden te verzorgen. Ik had ook goed zicht op alle ballen die ze in de lucht moesten houden: gezin, werk en elkaar. Ze worstelden ermee, zoals veel ondernemers, en maakten lange dagen, maar uiteindelijk hadden ze succes. In de beginjaren van de dansschool moest mijn vader er nog als effectenmakelaar naast werken om de rekeningen te kunnen betalen. Hij had twee banen en probeerde een dansschool van de grond te krijgen en dan coachte hij ook nog mijn honkbalteam. Hoe dan? Er zijn gewoon niet genoeg uren op een dag. Mijn moeder stond nog steeds langs de lijn bij mijn voetbalwedstrijden, stopte me 's avonds in en besprak met me wat het betekent een goed mens te zijn. Ze waren er altijd voor me en daar ben ik hun eeuwig dankbaar voor.

Ik omarmde de onafhankelijkheid en toen ik eenmaal op de middelbare school zat, werd ik er heel goed in mijn eigen planningen te maken, mijn maaltijden en transport te regelen en mijn verplichtingen na te komen. Ik had school, sport, dans en een sociaal leven en dat alles had ik goed voor elkaar. Behalve voor wiskunde haalde ik vrij makkelijk goede cijfers. Het maakte niet uit waar ik aan begon als kind, of zelfs als volwassene, ik kon het meteen en ik kon het goed. Hoewel ik niet lang ben, slechts 1,68 meter, was ik heel goed in sport. Honkbal, basketbal en tennis, ik kon het allemaal, maar ik was het beste in voetbal. Ik was snel, behendig en bovenal volhardend. Als middenvelder hielp ik mee het tempo van de wedstrijd te bepalen, gaf ik vooral assists, maar scoorde ik zeker ook. Aan het einde van de brugklas werd ik in het selectieteam geplaatst en bleef daar de volgende drie jaar in spelen. In mijn laatste jaar vroeg mijn coach me van positie te wisselen van middenvelder naar spits, wat ertoe leidde dat ik bij de topscoorders van New Jersey kwam te zitten. Daar ben ik trots op, en hoewel ik dol was op voetbal gebeurde er in het een-na-laatste jaar iets wat ik nooit ben vergeten. Bij de beslissende wedstrijd van het jaar, die zou bepalen of we doorgingen of naar huis moesten, stonden we na twee verlengingen nog steeds gelijk en moesten er penalty's worden genomen. Aangezien ik een van de beste spelers in het team was met een heel goed en accuraat schot, keek de coach in mijn richting toen hij de vijf spelers koos om te schieten. Onze blikken kruisten en ik schudde subtiel mijn hoofd. Toen liep ik weg. Ik was het mijn coach, mijn team en vooral mezelf verschuldigd dat schot te nemen, maar ik was doodsbang. De speler die hij in plaats van mij koos miste, we verloren en ons seizoen was ten einde. Hoewel ik wist dat ik dat schot had moeten nemen en dat ik het normaal gesproken tien van de tien keer erin zou schieten, won mijn faalangst het van me. Ik herinner me nog hoe teleurgesteld ik in mezelf was.

Ik stopte veel tijd en moeite in dansen en sporten. Ik trainde eindeloos in de dansschool en over het algemeen vond ik dat leuk om te doen. Ik had vrienden en vriendinnetjes van school, voetbal en de dansschool. Mijn sociale leven was bruisend, maar sociaal zijn betekende meestal ook drinken. Ik was nog niet eens veertien of ik had die twee al aan elkaar gelinkt. Ik zag hoe mijn broers dronken toen ze op de middelbare school zaten, daarna mijn zussen, en ik dacht dat het cool was en dat het hoorde. Ik kon niet wachten tot het mijn beurt was. Nadat ik in de tweede klas een mixdrankje van een vriendin van mijn zus had geproefd, ging ik in de zomervakantie helemaal los. Bier was verschrikkelijk vies, maar ik dwong mezelf het te drinken en klas drie was nog niet eens begonnen of ik had al meerdere keren overgegeven en mezelf bewusteloos gedronken. Ik was veertien jaar. Een paar vrienden dronken net zoveel als ik, maar ik kan me niet herinneren dat er iemand anders was die er zo naar op zoek ging. Het was mijn doel om drank te krijgen en meestal lukte dat door erom te zeuren bij mijn eigen broers of zussen of bij die van vrienden. Aangezien ik de jongste was, hadden mijn ouders dit al eerder meegemaakt, dus was het van belang dat ik respectvol was en het niet te opvallend deed. Ik dronk tijdens de weekenden. Om eerlijk te zijn kan ik me vanaf die tijd nauwelijks nog weekenden herinneren zonder drank.

Toen het tijd werd een studie te kiezen, was het voor mij vanzelfsprekend dat ik naar de universiteit zou gaan, ook al hadden mijn broers en zussen besloten dat niet te doen. Ik was klaar voor de volgende stap in mijn leven. Mijn vader, afgestudeerd aan Notre Dame en in die tijd een voorstander van de universiteit, was helemaal in zijn nopjes. Samen kozen we voor Villanova University, een fantastische school op een prachtige campus in Pennsylvania, twee uur rijden bij ons vandaan. Dit was bepaald geen stap de grote, boze wereld in, aangezien Villanova een mooiere en grotere versie van mijn middelbare school was, maar het was een grote stap in de goede richting. Dus pakte ik eind augustus 1995 mijn cd's en kleren in, de enige spullen die echt van mij waren, vertrok uit mijn ouderlijk huis en ben er daarna nooit meer ingetrokken.

2. Alter ego

Aan het einde van mijn eerste studiejaar ging ik lesgeven bij een dansconventie. Het was niet zomaar een dansconventie, het was de beste en grootste van het hele land: Tremaine Dance Conventions. We deden een tournee van 26 steden per jaar, van New York naar Los Angeles, van Miami naar Las Vegas, Chicago naar New Orleans, en gaven elk weekend les aan duizenden kinderen. Tremaine huurde grote zalen van hotels of congrescentra af en organiseerde dan van vrijdagavond tot zondagmiddag een wervelende opeenvolging van danslessen en wedstrijden. Er waren vier verschillende niveaus: Junior, Teen, Senior en Teacher. Om de beurt gaven dansers en docenten uit Los Angeles en New York en ik de hordes kinderen in elke zaal les. YouTube, social media en dat soort dingen bestonden nog allemaal niet, dus dansers waren gewend alleen les te krijgen van de juf of meester van hun kleine, lokale dansschool. Meedoen aan de conventie was niet goedkoop, en het betekende heel veel voor de kids.

Ik kreeg deze onvoorstelbare droombaan nadat ik jarenlang de conventie zelf als leerling had bezocht en uiteindelijk de eer had Danser van het Jaar te worden in het laatste jaar van mijn middelbare school. De eigenaar, een van mijn mentoren, Joe Tremaine, bood me eerst de baan van assistent aan en daarna die van hiphopdocent. Daarmee nam hij een risico, maar ik bewees mezelf en dat was het begin van mijn professionele danscarrière. In eerste instantie was ik niet van plan deze kans te grijpen. Tot op dat moment had ik tenslotte alleen als hobby gedanst. Ik had het nooit echt serieus genomen en zeker nooit als een carrière overwogen. Ik ging naar de universiteit met de gedachte dat ik misschien zou kunnen blijven voetballen, of iets helemaal nieuws kon gaan proberen, maar niet lang nadat ik aan Villanova begon, ging ik het dansen missen. Het was gek, nu dansen geen deel meer van mijn leven was, besefte ik dat het meer voor me betekende dan ik had gedacht. Maar dat niet alleen. Voor het eerst tekende zich iets af wat een thema zou worden gedurende mijn leven. Ik woonde op een nieuwe plek met nieuwe mensen, maar in plaats van te onderzoeken wat en wie dat mij te bieden had, verschool ik me. Ik zonderde me meteen af, en helemaal vanuit het *fucking* niets ontwikkelde ik een eetstoornis. Ik had nog nooit eerder zoiets meegemaakt, maar ineens was ik geobsedeerd. Stom genoeg dacht ik dat ik gezonde keuzes maakte en at alleen een vast dieet van yoghurt, boterhammen met sla, tomaat en mosterd (geen vleeswaren of kaas) en gummybeertjes. De 'vetvrije' trend had alle winkels in de VS bereikt en was een belangrijke marketingtruc geworden. Ik was slim genoeg om aangenomen te worden op Villanova, maar dom genoeg om me te laten overtuigen door het etiket 'vetvrij' op het pak snoep, dus kocht ik ze. Ook ziek genoeg, blijkbaar.

Af en toe ging ik uit met mijn kamergenoot en andere vrienden van thuis – zij waren de enigen die ik kende en met wie ik omging – en dronken we bier en aten we chickenwings. Zoals gebruikelijk dronk ik gigantisch veel, maar telde ik wel het aantal wings dat ik at en draaide dan de volgende ochtend overuren in de sportschool. Vervolgens ging ik weer verder met mijn vaste, ongezonde dieet. In een mum van tijd ging ik van 70 kilo naar 57 kilo.

Het was duidelijk dat ik ongelukkig was op de universiteit en mijn ouders waren heel bezorgd, maar ze wilden niet dat ik zou stoppen met studeren. Dus sloten we een deal. Ik zou het eerste jaar aan Villanova afmaken, goede cijfers halen, en daarna naar een andere universiteit gaan waar ik ook kon dansen. In de tussentijd mocht ik het bod van Joe Tremaine aannemen en de weekenden meereizen met Tremaine Dance Conventions. Vanaf het tweede semester in januari 1996 ging ik van maandag tot en met donderdag naar college, sprong vrijdagmorgen op een vliegtuig naar een spannende Amerikaanse stad en kwam dan zondagnacht weer terug. In de zomer zou ik dan van universiteit veranderen en naar New York University gaan. Probleem opgelost. Of toch niet?

In elke stad waar ik heen ging, was ik een beetje beroemd. Vanaf een podium gaf ik, met een microfoon in de hand, les aan gigantische zalen stampvol kinderen die dansten op de hit die ik uit de speakers liet schallen. Ambitieuze moeders en vaders stonden aan de zijlijn toe te kijken. De meisjes gilden als ik danste, en aan het einde van elke les ontstond er een gedrang. Zelf was ik ook nog een kind van negentien, met meisjes van vijftien, zestien, zeventien die in de rij stonden voor mijn handtekening en om foto's met me te nemen met hun wegwerpcameraatjes (er waren nog geen mobiele telefoons!). Het kwam ook regelmatig voor dat de moeder van een leerling mij haar hotelsleutel toestopte. Het voelde heel cool dat getrouwde moeders van eind dertig, begin veertig me het bed in wilden krijgen. Ik genoot van de aandacht van de leerlingen en verwonderde me over de aandacht van hun moeders. Achteraf gezien was het zielig. De waarheid is dat het meteen naar mijn hoofd steeg. Ik dacht dat ik *hot shit* was. Maar wie zou dat niet hebben gedacht op die leeftijd? Ook is het waar dat ik ontzettend hard mijn best deed om cool te zijn. Op de middelbare school was ik denk ik altijd een van de cool kids geweest, wat dat ook moge betekenen, maar dat was in een klein stadje in New Jersey. Nu ging ik om met mensen uit New York en Los Angeles. We hebben het hier over Hollywood! Gaandeweg ontstond er een andere versie van mezelf.

Alsof ik erboven zweefde kon ik de persoonlijkheden, stijlen, maniertjes en het gedrag van alle belangrijke spelers in de danswereld observeren. Door te kijken en te luisteren, had ik al snel door met wie iedereen om wilde gaan en wie ik beter kon vermijden. Er waren mensen van wie je les wilde krijgen, voor wie je wilde werken en van wie je het meeste kon leren. En je had natuurlijk de feestbeesten. Dan waren er ook nog mensen die op zoek waren naar prooi, die jaagden op jongens en meisjes die verlegen zaten om werk, waardering en aandacht. Gelukkig had ik dat al snel door en ben ik daar nooit ingetrapt.

In de jaren die volgden leefde ik van maandag tot en met donderdag als mezelf, maar in de weekenden was het tijd om aan te gaan. Kleding was van belang (alhoewel ik nooit echt goed gekleed ging), het kapsel, zelfs het loopje. Ik had veel maniertjes, hoe ik zat, hoe ik de microfoon vasthield, mijn koptelefoon droeg, zelfs hoe ik hallo zei. Ik werd me bewust van elk klein dingetje dat ik deed, erger nog, ik dacht dat iedereen om me heen zich daar ook bewust van was. Mijn ego ontplofte en, zoals een van mijn favoriete schrijvers, Ryan Holiday, het zegt: mijn ego werd mijn vijand. En zo is het begonnen, het lange, lange, trage verlies van mezelf, van mijn ware identiteit.

Ik bedoel niet mijn ego in de zin dat ik dacht dat mijn eigen stront niet stonk. Ik heb het over het hyperbewust zijn van mezelf en mijn dwanggedachten dat iedereen op mij gefixeerd was. Het was extreem vermoeiend. Niet de doordeweekse colleges, het vliegtuig nemen op vrijdag, het hele weekend werken en dansen, zondagavond pas terugkomen en maandagochtend weer in de collegebanken zitten. Ik was jong en dat kon ik allemaal aan. Míj zijn was vermoeiend. Preciezer gezegd, die andere mij zijn was vermoeiend. Het was geestelijk en emotioneel uitputtend van vrijdag tot en met zondag die rol te spelen. Mijn ego stond in de hoogste versnelling. Alsof iedereen op elk willekeurig moment aan mij dacht! Toch is dat wat mijn ego me zei. En toen ontdekte ik waardoor dat ego en dat hyperbewustzijn verdwenen. Alcohol.

Een paar drankjes drukten de angst en het zelfbewustzijn de kop in, verdoofden me een beetje, en gaven me wat rust in mijn hoofd. Het was perfect. Zodra ik 's morgens mijn hotelkamer verliet, kroop ik in mijn rol, acteerde de hele dag door en bestelde dan 's avonds bij de bar wat drankjes om mee te nemen naar mijn kamer zodat ik kon ontspannen. Helaas heb ik dat gen of die allergie waar deskundigen het over hebben, of het gebrek aan wilskracht zoals de haters zeggen. Het duurde dan ook niet lang of die paar drankjes waren niet genoeg en ik had er meer nodig. En zo ging het balletje rollen. Ik dronk bier, van het lichte soort, niet het goede bier dat mijn Europese vrienden drinken. En ik dronk Captain Morgan's Spiced, een gekruide rum. Die shit was duivels, en het werd mijn medicijn. Toch had ik totaal niet door wat ik aan het doen was.

Zaterdagochtend wakker worden was opwindend! De dag zou fantastisch worden! Ik werd heel goed betaald om te dansen, kinderen wat hiphop te leren, op de foto te gaan en wat handtekeningen uit te delen. Ik was fulltime student, maar ik werd betaald als een fulltime werknemer. Dat is een ongelofelijke bijbaan voor een negentien-, twintig-, eenentwintigjarige, eentje waar anderen een moord voor zouden doen, en ik wilde het ook geweldig vinden. Maar dit is hoe het ging. Vanaf het moment dat de liftdeuren opengingen en ik de foyer van het hotel waar de conventie gehouden werd instapte, vroeg ik me af of iemand me al had gespot. Ik wilde opgemerkt worden, want ik was tenslotte een 'beroemdheid' in de weekenden. Maar ik voelde me er wel ongemakkelijk bij. Als ik dan werd opgemerkt mat ik me een soort zelfverzekerdheid aan, alsof ik heel cool was, een nonchalante zo-ben-ik-gewoon-houding. En dat alles met een glimlach.

Vanbinnen was het een ander verhaal. Ik werd verscheurd door vertwijfeling. Gedachten raceten door mijn hoofd en de onzekerheid had me in zijn greep. Er was geen moment dat ik niet alert was, niet mijn best deed om cool te zijn. Totdat ik weer een drankje in mijn hand had en alles verdween. Het was overduidelijk dat ik drank gebruikte als zelfmedicatie, maar op de een of andere manier zag ik het niet, niemand zag het. Mijn beste vrienden tijdens die weekenden waren Gino en Denise, het coolste stel dat ik ken. Ik spreek ze nog steeds en ja, ze zijn nog steeds het coolste stel dat ik ken. Ze zijn oprecht en ze waren mijn beschermengelen. Ze hebben me zo veel geleerd over mensen, de showbusiness, en hoe ik me moest gedragen. Ik had ze in vertrouwen moeten nemen, maar ik had geen idee hoe ik gevoelens moest delen, laat staan me kwetsbaar opstellen. Dat zou als het spreken van een vreemde taal zijn geweest. Ik benijdde ze omdat ze cool waren, maar ik had meer aandacht moeten besteden aan hun oprechtheid.

Het hele weekend speelde ik een rol. Blijkbaar was mijn echte ik niet de persoon voor dat werk en dat geeft ook niet. Veel mensen gedragen zich anders op het werk dan thuis. Zo is het leven. Het gaat erom dat je de twee in evenwicht houdt en dat je je op je gemak voelt. Dat was mijn probleem. Ik vraag me af of het anders zou zijn geweest als ik er met iemand over had gepraat of als een vriend of familielid me erop had aangesproken. Ik hoefde alleen maar eerlijk te zijn tegen mezelf en de mensen om me heen, maar zo doen wij dat niet. Met 'wij' bedoel ik mijn familie. Sinds ik iemand anders z'n eigen familie zo hoorde omschrijven, noem ik ons graag de Familie Goed. Omdat het Goed met ons gaat. Wat er ook speelt, we zeggen gewoon met een grote glimlach dat het goed gaat. Ik leerde te glimlachen en door te gaan en daar was ik ontzettend goed in. Op die leeftijd, met die baan en die vooruitzichten, kon het toch niet anders dan dat het goed met me ging en dat ik gelukkig was? Dus hoe ging het met me? 'Fantástisch!' zei ik met een overtuigende glimlach tegen iedereen die ernaar vroeg. Fuck het ego en de angst! In het echt was het spelen van mijn rol uitputtend en lastig in te dammen. Soms haalde mijn vader me op van het vliegveld en vroeg me naar mijn weekend. Ik lachte mijn witte tanden bloot en vertelde hem over mijn lessen, de meisjes en mijn salaris. 'Je bent mijn idool,' grapte mijn vader. Het was zo simpel, zo nietszeggend, maar het voedde het beest.

Een paar jaar terug waren mijn vrouw Natasha en ik uit eten in Amsterdam met een bevriend stel en hadden we het over onze families. De vrouw vertelde hoe hecht haar familie was, met name zij en haar vader, en hoe ze over alles met elkaar praatten. Geen probleem was te groot of te klein. Uiteindelijk mengde ik me in het gesprek en zei dat mijn familie net zo was. Natasha wees me er meteen op dat onze familie weliswaar heel hecht is, maar dat we het helemaal niet hebben over onze persoonlijke, innerlijke problemen, dat alles wat dieper gaat ter zijde wordt geschoven. Ik weet nog dat ik haar enigszins verbaasd aankeek, verbouwereerd zelfs. Even werd het ongemakkelijk aan tafel en toen ging het gesprek weer door. Op weg naar huis dacht ik erover na. Het duurde niet lang voor ik besefte dat ze helemaal gelijk had, maar het frustrerende was dat het zo duidelijk was. Problemen op het werk, met een vriend, onze lievelingsteams, de politiek, daar praten we tot in den treure over. Maar échte dingen? Onze angststoornissen, somberheid, gevoel van voldoening, drankgebruik, de dood van vrienden, de dood van familieleden en andere, diepere kwesties bespreken we niet. Nooit!

Laat ik dit moment even gebruiken om heel duidelijk te maken dat ik mijn ouders niet de schuld geef van mijn tekortkomingen, aandoeningen of andere dingen. Geen ouder is perfect en kinderen grootbrengen is een ongelofelijk moeilijke taak, waar ik elke dag door mijn eigen kinderen aan word herinnerd. Zoals ik hierboven al zei denk ik dat mijn ouders ons goed hebben grootgebracht, ons eindeloos veel liefde hebben gegeven, belangrijke normen en waarden hebben geleerd en ons ontzettend veel kansen hebben gegeven. Ze hebben ons het goede voorbeeld gegeven wat betreft liefde, medeleven en werkhouding. Wel vraag ik me af waarom ik pas onlangs te weten kwam dat mijn vader als dertiger en veertiger aan ernstige paniek- en angstaanvallen leed. En waarom we als er familieleden stierven alleen naar de begrafenis gingen en daarna de draad weer oppakten. Het zou leerzaam zijn geweest als we iets dieper waren gegaan en over zulke dingen hadden gepraat. Mijn oudste broer Tommy was mijn held en ging bij de marine toen ik nog jong was. Ik was er kapot van, maar er werd niet over gepraat. Mijn vluchtige eetstoornis werd nooit besproken. De manier waarop we er als familie mee omgingen was betreurenswaardig. Of eigenlijk, de manier waarop we er níét mee omgingen. We zijn geneigd problemen onder het tapijt te vegen en dan met een glimlach moedig voorwaarts te gaan. Dat is aangeleerd gedrag en we hadden het goed geleerd.

Hoe anders zouden mijn levenspad en strubbelingen zijn geweest als we hadden gepraat? Ik heb geen idee. Maar het helpt wel om deels te begrijpen waarom ik ervoor koos mijn emoties te verbergen. In plaats van mijn angsten, onzekerheden en onbedwingbare ego met iemand te delen, koos ik ervoor ze te smoren met alcohol.

3. Vip

Vanaf mijn zeventiende ging ik naar nachtclubs in New York City, en daar moest je achttien zijn om een nachtclub binnen te mogen en eenentwintig om alcohol te kunnen drinken. Ik had een heel slecht vervalst identiteitsbewijs, maar dat kon de uitsmijters geen moer schelen. Lang leve de jaren negentig! In het begin ging ik voor de muziek, het dansen en de meisjes. (Ik zeg 'meisjes' omdat ik zelf ook nog een kind was.) Ik kon me goed staande houden op de dansvloer en dat was ook de beste manier om de aandacht van een meisje te krijgen. Dat was een van de voordelen van het dansen, vooral gezien de ongewenste opmerkingen die ik in die jaren naar mijn hoofd kreeg geslingerd. In mijn omgeving waren mannelijke dansers zeldzaam, dus zodra een vriend of vijand de kans zag, werd ik voor 'gay', 'flikker', 'homo' of iets nog mooiers uitgemaakt. Mijn vrienden wisten niet wat ze moesten denken van een jongen die danst, ze dachten dat alleen meisjes dat deden. Mijn vijanden haatten het dat ik het dansen gebruikte om meisjes te versieren, soms de meisjes die ze zelf leuk vonden. En nee, ik ben niet gaan drinken omdat ik het niet aankon voor homo te worden versleten terwijl ik hetero ben, en ook de andere problemen in mijn leven kon ik daar niet aan wijten. Was het maar zo makkelijk om dat de schuld te geven.

Toen ik rond de twintig was, werd drank de voornaamste reden om naar nachtclubs te gaan. Ik ging minder dansen en meer drinken tot ik zelfs drank nodig had om überhaupt te dansen. Ik weet niet precies wanneer dat is gebeurd, maar wel wat er is gebeurd. Mijn zelfverzekerdheid wanneer ik een ruimte vol vreemden binnenliep, werd verdrongen door een overweldigende angst. Terwijl diezelfde knul in het jaarboek van zijn laatste jaar op de middelbare school schreef: 'Ik ben niet arrogant, ik ben gewoon high van het leven en ik ben dat leven.' Tenenkrommend, ik weet het. Ik weet niet eens precies wat het betekende. Wat ik wel weet is dat ik al aan het compenseren was en een façade opbouwde. Slechts twee jaar later kon ik niet eens meer de dansvloer opgaan of een gesprek aanknopen met een meisje of zelfs maar in het midden van de zaal staan en me op mijn gemak voelen. Ik zou kunnen zeggen dat ik op de middelbare school mijn piek had bereikt, alleen is dat niet waar, als je kijkt naar wat er volgde. Het is wel waar dat mijn zelfbeeld op de middelbare school zijn hoogtepunt bereikte. Of misschien was dat gewoon misplaatst.

In ieder geval gaf de combinatie van mijn dansgenen, de omgeving waarin ik opgroeide en de dansschool van mijn ouders me zeker een boost. Hoewel ik pas vanaf mijn dertiende echt begon te dansen, leerde ik het heel snel. Eigenlijk kon ik altijd gewoon kijken, het imiteren en het dan doen. Eerst danste ik op schoolfeesten, toen ik ouder werd in nachtclubs en uiteindelijk op feesten en dansevenementen. Ik vond het heerlijk om in de cirkel te springen en te freestylen. Ik ben nooit een geweldige freestyler geweest, maar ik was zeker beter dan de gemiddelde persoon en ik vond het oprecht leuk om met andere mensen te dansen. Tegen de tijd dat ik vijfentwintig was, sprong ik niet meer in de cirkel, maar liep ik juist weg. Ik bleef niet eens staan kijken, bang dat iemand me misschien zou vragen de beurt te nemen. Na jarenlang gevochten te hebben voor een plekje in de cirkel deed ik er nu alles aan die te ontlopen. Ik verruilde de dansvloer voor de bar, de danswedstrijdjes voor de fles, maar ik hield nog steeds van de muziek. Eerst vond ik het heerlijk midden in de actie te zijn, maar nu hing ik rond in de marges van de menigte, hoe klein of groot die ook was. Ik werd angstig, dacht dat ik er niet bij hoorde, dronk alcohol om die gevoelens te onderdrukken. En het werkte! Achteraf gezien was deze tijd misschien bepalend voor mij. Het zou kunnen dat als ik toen had geleerd met mijn angsten om te gaan alles anders was geweest, maar wie zal het zeggen. Alcohol was makkelijk, dus dat werd mijn copingstrategie. Helaas was dat van grote invloed op mijn ervaringen in de nachtclubs, die ik tot dan toe geweldig had gevonden. Een goed voorbeeld daarvan is de afterparty van de MTV Music Awards in 1999.

Ik had net bij de awards show met Britney Spears gedanst, die voor het eerst optrad op dat podium. Ik zal het nooit vergeten: Chris Rock presenteerde. Zoals alleen hij dat kan, kondigde hij ons en NSYNC (het was een gezamenlijk optreden) aan door het publiek nadrukkelijk te vragen: 'Zijn jullie klaar voor een playbackshow?' Een beetje lullig, maar het was niet gelogen. Klaar of niet, het publiek kreeg een playbackshow, maar Britney, NSYNC en de dansers gaven een geweldige show weg en van alle optredens die avond zorgden zij voor heel wat gespreksstof. Alles bij elkaar genomen was het dansen voor Britney, het repeteren en omgaan met alle dansers uit LA, het optreden in Radio City Hall dat live werd uitgezonden op MTV van enorme invloed op mijn keuze om een danscarrière na te streven. Ik had er stiekem altijd wel van gedroomd op MTV te komen en het leek me heel cool, maar ik had het nooit echt serieus genomen. En ineens gebeurde het gewoon! Ik was high van opwinding. Ik was tweeëntwintig, in mijn laatste semester aan New York University, en ik had net op televisie mijn stekeltjeskop tussen de benen van Britney Spears gestoken. Dankzij Wade Robson, toentertijd een vriend van me en de choreograaf van ons optreden, kon ik binnenkomen bij een afterparty in een van de populairste nachtclubs van New York. (En ja, dat is dezelfde Wade Robson die jaren later Michael Jackson beschuldigde van seksueel misbruik in de HBO-documentaire *Leaving Neverland*. Maar daar kom ik later op terug.)

Wát een nacht was dat! Niet dat ik tot dan toe veel ervaring had met afterparty's, maar wat een mooie mensen, wat een geweldige muziek en sfeer, en drank. Heel erg veel drank. Zoals gewoonlijk bleef ik op de achtergrond, danste hier en daar een beetje, sprak een paar meisjes aan, dronk en observeerde. Toen stopte plotseling alles. Het was bijna twee uur 's nachts, bij de ingang vormde zich een menigte, de halogeenverlichting ging aan en verblindde ons, de muziek ging uit. 'Tijd om te gaan', 'het feest is voorbij' en 'donder op' zeiden de uitsmijters terwijl de feestgangers het gebouw verlieten. Wade en ik stonden midden in de menigte, schuifelden schouder aan schouder naar de uitgang en begrepen ineens wat er aan de hand was. The Artist Formerly Known as Prince was binnengekomen met zijn vrouw, Mayte, en zijn beveiligers, en stond persoonlijk wanhopig gretige feestgangers uit te kiezen om te blijven voor een feestje tot in de late uurtjes. Wat voor feestje? Dat wist niemand. Maar fuck, het was Prince! Iedereen wilde blijven. Prins wees iemand aan, een extatische clubganger rende vliegensvlug terug de club in en de rest werd door de beveiligers naar buiten geloodst.

Misschien vonden ze ons haar cool (Wades haar was roze, het mijne had knalbauwe highlights), kwam het doordat we jong waren en er goed uitzagen, geluk hadden, of een combinatie van dat alles, maar we werden in ieder geval uitgekozen. Van de honderden mensen die het gebouw uitstroomden werden er door Zijne Hoogheid maar een stuk of vijftig geselecteerd om te blijven, en wij zaten daarbij! Hij werd omringd door bewonderaars. Iedere fan in die ruimte werd helemaal gek, ik ook. Het leek een eeuwigheid te duren en de spanning was niet te harden. Het leek niet echt en het begon nog maar net. Ik had een drankje nodig om te kalmeren. Ik had net met Britney Spears gedanst voor een publiek van duizenden en miljoenen kijkers thuis, maar in een nachtclub waar ik slechts een van de velen was, ging mijn angst door het plafond.

De lichten dimden weer, alsof Prince met een toverstokje zwaaide, en toen gebaarde hij naar de dj boven ons. Mensen gingen naar de dansvloer en vormden er een cirkel omheen. Terwijl zijn muziek in de ruimte pulseerde, begeleidde Prince zijn prachtige vrouw naar het midden. Mayte begon te dansen en ze was betoverend. Door te wijzen en te knikken gebood Prince een uitverkoren man met haar te dansen. Was ze klaar met hem, dan koos Prince een nieuwe. En dit ging zo door, waarbij de mannen hun kans grepen om dertig, vijfenveertig, zestig seconden met haar te kunnen dansen. Het was waanzinnig! Het dansen nog waanzinniger! En toen gebeurde het, de jongen met het roze haar. Wade. Hij greep z'n kans. Tegen de tijd dat zijn zestig seconden voorbij waren, was Mayte gestopt met dansen. Ze was op. Wade had haar zo hard aangepakt dat ze haar handen in de lucht gooide. Prince glimlachte. De zaal juichte. Ik had een black-out.

De volgende morgen werd ik wakker en keek ik om me heen. Ik was in mijn hotelkamer in het centrum van Manhattan. Nou, dat is tenminste iets (dacht ik opgelucht). De vraag was hoe ik daar was gekomen en hoe laat. O ja, en wat was er eigenlijk gebeurd? Ik kon me niets meer herinneren. Het laatste wat ik nog wist was Wade die z'n ding deed met Mayte, de fantastische menigte en sfeer, en daarna... niets. Had ik met Mayte gedanst, had ik met Wade gesproken, had ik dat meisje versierd? Geen idee. Ik heb al verteld dat iedereen in de nachtclub helemaal losging, de muziek fantastisch was en het dansen krankzinnig. We waren aan het feesten met Prince. Prince! Wat ik niet heb verteld is dat ik boven op alles wat ik die avond al had gedronken, ontelbare keren naar de bar en terug was gegaan, terwijl Prince en Mayte de menigte entertainden. Ik stond op de automatische piloot. Ik had geen uitknop, bleef gewoon drinken tot ik wakker werd. Het eerste drankje van de avond was om de angst, de stress, de zenuwen te onderdrukken. De rest van de drankjes waren een gevolg van de eerste.

Er is een gezegde: 'Eén is te veel, duizend is niet genoeg.' Mensen zoals ik, alcoholisten, begrijpen dat maar al te goed.

4. Carnaval

Het Choreographer's Carnival is eigenlijk een microkosmos van al mijn jaren aan de westkust. Het was een maandelijks evenement dat aanstormende choreografen voor het voetlicht bracht en een goede gelegenheid om als dansers, agenten en de hele dansgemeenschap samen te komen. Dit waren mijn collega's, mijn gelijken, dus als er een plek was waar ik me op mijn gemak zou moeten voelen, dan was dit het wel. Helaas. Om eerlijk te zijn kan ik me niet eens herinneren ooit zo'n evenement te hebben verlaten. De bijeenkomsten werden gehouden in de Key Club op Sunset Boulevard en de gedachte dat ik tussen die hordes mensen moest staan, maakte me doodsbenauwd. Als ik al ging, zorgde ik er altijd voor dat ik een viptafel kon krijgen of dat ik werd uitgenodigd aan de tafel van mijn agent zodat ik me niet in de menigte hoefde te begeven. Dat betekende wel dat ik dan een echt gesprek moest voeren. In ieder geval had ik eerst een drankje nodig en dan moest ik tot het einde toe doordrinken. Zo ging het dus. Maar waar ik echt niet bij kan, is dat ik professioneel gezien stappen maakte, waardoor ik mezelf altijd voor kon houden dat het goed met me ging. 'Moet je zien wat ik allemaal heb bereikt!' Dat was wel zo, maar leefde ik echt? Maakte ik contact, had ik echte relaties, was ik gelukkig? Daar stond ik nooit bij stil.

Toen ik ongeveer zes maanden in Los Angeles woonde, sprak Chris, een andere danser met wie ik bevriend was, me aan. Hij had scherp gezien dat ik niet helemaal voor Los Angeles ging. Hij kon het gewoon niet begrijpen. 'Ja, je bent er wel, maar eigenlijk ben je er niet echt,' beschuldigde hij me. Hij noemde mijn familie in New Jersey 'het hol' en het was hem opgevallen dat ik steeds terugging, daar nog steeds wilde zijn en er waarschijnlijk ook zou eindigen. Hij dacht dat ik heimwee had en bij mijn familie wilde zijn, plaagde me er voortdurend mee. Hij had geen idee van de demonen waarmee ik worstelde, en kon dat ook niet hebben. Chris was jarenlang mijn beste vriend, maar nooit deelde ik ook maar iets van mijn pijn, angst, paniek of verslaving met hem. Zo ging het altijd. Deze man heeft me op mijn slechtst gezien, dronken en bewusteloos op zijn bank, en op mijn best, bij het choreograferen van grootse projecten. Hij kende mijn familie, andere vrienden en verschillende vriendinnen. Net als de meeste mensen dacht hij dat ik het onder controle had. En net als de meeste mensen hield ik ook hem op afstand. Hoewel ik met hem de meeste tijd doorbracht, liet ik hem nooit dichtbij komen. Hij zag na zes maanden al dat ik LA niet omarmde. In totaal heb ik er elf jaar gewoond en het is nooit veranderd. Ik deed LA af als oppervlakkig, hoewel ik nooit de moeite nam de stad te ontdekken, te profiteren van alles wat ze te bieden had. Ik had me er juist thuis moeten voelen, maar ook hier deed ik dat niet. Los Angeles legde de wereld aan mijn voeten, maar zodra ik de kans kreeg, haastte ik me naar het vliegveld, sprong op een vliegtuig en vloog terug naar New Jersey.

Eenmaal thuis voelde ik me altijd eventjes verlicht. Terugkeren naar mijn vertrouwde omgeving, de mensen, plekken en dingen die ik kende, was precies wat ik nodig had. Een beetje mama-, papa- en familietijd met een paar vrienden in mijn stekkie in New Jersey. In Los Angeles was ik een klein visje in een grote vijver dat wanhopig probeerde te bewijzen dat het bij de grote jongens hoorde, maar dat bang was om echt te zwemmen. Alle anderen in het water probeerden hetzelfde te doen, koelbloedig en helemaal niet onder de indruk van mijn bestaan. Het uitzicht vanuit het hol was het tegenovergestelde. In die wateren werd ik gezien als de grote jongen, daar sprak mijn reputatie voor me. Eventjes kon ik dan mijn masker afzetten, mijn huid afwerpen, een paar verhalen vertellen en gewoon mezelf zijn. Ik vond het leuker om over de Yankees te praten en een beetje te basketballen met vrienden, naar de kroeg te gaan en herinneringen op te halen aan de middelbare school. Maar uiteindelijk waren mensen meer geïnteresseerd in mijn avonturen in Los Angeles en van die aandacht genoot ik. Die ommezwaai ging snel, en mijn reactie erop ook.

Ik weet niet of ik me er gewoon niet bewust van was of dat ik de realiteit niet onder ogen wilde zien, maar niet lang nadat ik in Los Angeles aankwam, werd ik onoprecht en gemaakt. En, laat ik hier heel duidelijk over zijn, tegen iedereen. Mama, papa, broers, zussen, vrienden, vriendinnetjes, niemand werd gespaard. Tegen iedereen die het vroeg of ernaar luisterde zei ik dat het ongelofelijk goed met me ging. Het leven kon gewoon niet beter. Dat zei ik tenminste. Ik reisde de wereld over, ging om met beroemde mensen, verdiende veel geld en iedereen wilde erover horen. Wie was ik om ze dat te weigeren? Plotseling was ik een groot deel van het avondeten tegen mijn familie aan het praten over mijn werk. Overdrijven en mooier maken stonden op het menu! Als ik met vrienden ging drinken stond ik in het middelpunt van de belangstelling en vertelde verhalen die zo uit de roddelbladen hadden kunnen komen. Zoals Ushers moeder, ook zijn manager, die ons meer als kinderen behandelde dan als choreografen en Britney die de producers op de set van Pepsi tot wanhoop bracht omdat ze vijf uur lang over haar make-up en haar deed. Ik leerde de leerlingen van de dansschool van mijn ouders de dansjes van de laatste videoclip of concerten die ik had gechoreografeerd, waardoor ik nog meer aandacht van hen en hun ouders kreeg. Het was continu showtime, zelfs in 'het hol'. Was ik maar een keer, één keer, eerlijk geweest tegen iemand die oprecht geïnteresseerd was in hoe het met me ging, dan denk ik dat het allemaal heel anders had kunnen lopen. Zoveel beter. Maar stel je de reactie voor als ik iemand een eerlijk antwoord zou hebben gegeven op de vraag hoe de Billboard Awards waren geweest: 'Nou, het optreden ging goed, maar ik voelde me ellendig. Ik had de hele dag het gevoel dat er een gewicht van vijftig kilo op mijn borst drukte, ik zweette, ik praatte nauwelijks met iemand en ik kon niet wachten om er weg te komen. Ik ging eerder weg van de afterparty omdat ik begon te flippen, dronk in mijn eentje nog twee glaasjes aan de bar van het hotel en ging toen naar bed.' Maar ik weet zeker dat ik eerder zoiets zei als: 'Het optreden was waanzinnig. We zetten een geweldige show neer. De afterparty was te gek, ik kan me er nauwelijks meer iets van herinneren. Hahahahaha.'

Allemaal leugens. Stuk voor stuk. Behalve dat van de geweldige show en de afterparty waar ik niets meer van wist. Het idee van een afterparty vond ik geweldig, maar in werkelijkheid kon ik het helemaal niet aan. De clubs waren exclusief, de muziek was waanzinnig en de rest lag allemaal voor het grijpen. Je kon dansen, relaxen, drinken, feesten, alles was mogelijk. Maar ik voelde me gewoon niet op mijn gemak tot ik redelijk wat had gedronken, en voor ik het wist had ik al te veel op. Toen ik bij de afterparty van de eerdergenoemde Billboard Awards ecstasy en cocaïne kreeg aangeboden, liep het helemaal uit de hand. Ja graag, zei ik, en nam allebei om door te blijven gaan, maar ook om even helemaal van de wereld te zijn. Het werkte! Wat ik me er nog van kan herinneren was heel erg leuk. Uiteindelijk deed ik nog een halfslachtige poging om een van de Pussycat Dolls te versieren. Ze wees me heel beleefd af. De volgende morgen in een onbekende kamer wakker worden was niet leuk. De rest van de dag werd ik achtervolgd door angst, schuldgevoelens en schaamte. Maar dat deel van het verhaal liet ik achterwege.

Ik weet niet waarom ik loog, zeker niet waarom ik het tegen mijn dierbaren deed. Ik weet niet waarom ik wegrende. En al helemaal niet wat ik najoeg. Geld? Aandacht? Een droom? De droom van iemand anders? Wat ik wel weet is dat ik op een trein was gestapt en te bang was om uit te stappen. Het was te spannend. Er was geen tijd om te pauzeren, om na te gaan waar ik mee bezig was en mijn mentale problemen aan te pakken. Ik wist niet eens wat dat inhield. Over mijn gevoelens praten was ongekend, ik zou niet weten hoe dat moest. Ik wist niet hoe ik naar binnen moest kijken. Als ik terugdenk aan mijn jonge jaren kan ik me niet herinneren ooit te hebben toegegeven een slechte dag te hebben gehad. Ik was bijna nooit ziek en als ik dat wel was, hield dat me nooit tegen, bleef ik nooit in bed liggen. Ik was het type dat naar de sportschool ging om het eruit te zweten. Mijn remedie tegen katers was altijd hetzelfde, uitzweten, hoe erg de kater ook was. Ik bleef nooit op de bank zitten. Ik herinner me dat ik een keer, toen ik zeventien was, moest huilen omdat mijn verkering na twee jaar uit was. Mijn vader wreef me over mijn rug, verzekerde me dat het oké was, lachte toen en zei dat ik iets moest gaan ondernemen. Dus deed ik dat en ging ik snel door met mijn leven. Niemand kon zo goed narigheid van zich afschudden als ik, of het nu lichamelijk of geestelijk was. Ik begroef die gewoon!

Vanaf mijn twintigste is er nooit een punt geweest waarop ik mezelf doelen heb gesteld en gewerkt heb om die te bereiken. Het leven ging gewoon door en of het nu door de omstandigheden kwam of door hard te werken, er werden me dingen aangeboden die ik beetpakte en niet liet lopen. Er was geen plan, geen ontwerp, geen streven, alleen dóórgaan. Ik had geluk dat er steeds deuren voor me werden geopend en me kansen werden geboden. Ik heb nooit hoeven kiezen tussen passie of noodzaak, verlangen of vereiste. Ik stond nooit even stil om me af te vragen wat ik wilde of moest doen. In plaats van te reflecteren na een lange dag of aan het einde van een klus, in plaats van in mijn hart en hoofd te kijken naar mijn doelen en wensen, greep ik naar de drank. Ik had richting nodig, inspiratie, moed, creativiteit, en pakte de fles. Eng genoeg dacht ik dat alcohol de oplossing was, ook al was het op de korte termijn.

Een heel prominente Hollywood-agent zei eens in een vlaag van eerlijkheid dat mijn carrière abnormaal was. Ik wist niet precies hoe ik dat op moest vatten, maar om eerlijk te zijn sloeg hij daarmee de spijker op zijn kop. Ik was in een opwelling naar LA verhuisd om mijn danscarrière een kans te geven en anderhalf jaar later logeerde ik bij Justin Timberlake om samen een wereldtournee in elkaar te zetten. Niet echt de gangbare weg. Het gaf ook weinig ruimte om te groeien of te aarden: het was gaan met die banaan!

Laten we een paar stappen teruggaan. Ik kan een handjevol mensen aanwijzen dat een grote rol in mijn carrière heeft gespeeld, maar niemand heeft zo'n directe en onmiddellijke invloed gehad als meneer Wade Robson. Ik kan niet ontkennen dat hij me van de ene op de andere dag van een 'dansconventiedocent' veranderde in een 'choreograaf van de sterren', ook al zijn we in de loop der jaren misschien anders over elkaar gaan denken. Ik was op eenentwintigjarige leeftijd eigenlijk nog een kind in de collegebanken, terwijl hij wettelijk nog een kind van een jaar of vijftien was. Nadat we elkaar via gemeenschappelijke vrienden hadden ontmoet op een tripje naar LA, gingen we samen lesgeven op heel veel dansconventies. Als we niet samen aan het dansen, choreograferen of optreden waren, hielden we in het hotel waterballonnengevechten en gedroegen we ons als ontzettende idioten.

Wade was een van Michael Jacksons protegés en om te zeggen dat hij kon dansen is een beledigend understatement. Ik kon dansen. Die *motherfucker* was anders, hij was bijzonder. Wade was echt een kindsterretje, met het talent, het charisma, de belofte en de druk die daarbij kwamen kijken; hij was gewoon nog niet zo bekend. In de danswereld gonsde het over dit jonge fenomeen en het duurde niet lang voor Britney Spears bij hem aanklopte. Ze huurde hem aan het einde van 1999 in om haar optredens voor de MTV Video Music Awards en de Billboard Awards te choreograferen.

In januari 2000 had ik inmiddels een bul in de journalistiek op zak en reisde ik nog steeds in de weekenden. Wat nu? Wade wist dat ik geen plannen had na mijn afstuderen en vroeg of ik naar LA wilde verhuizen om te kijken wat de danswereld me te bieden had. Aangezien zijn moeder ook mijn manager zou worden, hij me in contact kon brengen met zijn agent en ik met hem kon meelopen bij verschillende klussen waar hij al mee bezig was, was het aanbod te goed om af te slaan. Welke danser, met of zonder echte doelen voor ogen, zou daar nee op zeggen?

Op een donderdagmiddag pakte ik mijn hele hebben en houwen in mijn auto zodat mijn vader en ik de volgende ochtend samen de reis van de oostkust naar de westkust konden gaan maken. Ik had er zin in. Het doel was de reis in drie of vier dagen te doen en alleen te stoppen om te eten en te slapen. Er zou continu over sport en politiek worden gepraat, zoals in elk Karatygesprek. Maar aangezien mijn vader een fantastische verteller is, wist ik zeker dat ik ook wat nieuwe dingen over hem te weten zou komen en wat advies zou kunnen meepikken.

Die avond ging ik naar een van mijn stamkroegen, waar mijn zus Alexis achter de bar stond. De All-American, in Ridgewood, New Jersey, was een relaxte kroeg met pooltafels en een goede plek om met een paar vrienden af te spreken en afscheid te nemen. Bovendien hoefde ik dankzij mijn zus maar ongeveer de helft van mijn drankjes te betalen. Tegen de tijd dat ik de kroeg verliet, was ik veel te ver heen om in een auto te stappen. Ik verloor mijn bewustzijn achter het stuur en schrok wakker van de klap op het moment dat de auto tegen de vangrail van de snelweg botste. Die vangrail heeft waarschijnlijk mijn leven gered. Als ik die niet had geraakt, zou mijn auto recht het bos in zijn gereden en wie weet wat er dan was gebeurd. Het was twee uur 's nachts, er was geen sterveling te bekennen, dus niemand had iets gezien. In een flits was ik nuchter! Nadat ik van de snelweg was afgeslagen, parkeerde ik in een zijstraatje en probeerde op een rijtje te krijgen wat er net was gebeurd. In paniek dat ik gepakt zou worden reed ik weg. Goddank had ik mezelf niet doodgereden, of iemand anders! Gelukkig kwam ik heelhuids thuis. De auto was een ander verhaal. De hele bijrijderskant was vermorzeld. Misschien had ik dat als een teken moeten zien. Misschien had ik een probleem. Misschien was ik er nog niet aan toe om naar de andere kant van het land te verhuizen. Het enige wat ik weet is dat ik zestien uur later op het vliegtuig naar LA zat. De 'Familie Goed' besprak het incident niet eens, behalve om te zeggen wat een geluksvogel ik was geweest. We puzzelden gewoon uit hoe ik de eerstvolgende vlucht kon nemen. Mijn vader zei dat hij de auto zou afhandelen. We konden het niet claimen bij de verzekering omdat ik was doorgereden na het ongeval, maar gelukkig had mijn broer een vriend in de autohandel die de auto voor een redelijke prijs wilde overnemen. Het kostte me zesduizend dollar. Mijn vader schoot het voor. Ik betaalde hem terug. Geen consequenties. Dat is een van de patronen in mijn leven.

Toen ik aankwam, gaf Wades moeder Joy me de logeerkamer in hun prachtige huis in Northridge, ongeveer vijfentwintig minuten van de drukke dansstudio's. Het was boven verwachting, al had ik er niet echt over nagedacht. Maar op de een of andere manier was het volwassener dan ik had verwacht. Ik weet nog dat ik dacht dat Wade nog maar een kind was en nu al een mooier huis had dan dat waarin ik was opgegroeid, en dat was een mooi huis. Vergeet de keuken, de badkamers en de slaapkamers, het was de opnamestudio aan de westkant van het huis die de show stal. Een blik op het soundboard, de computerschermen en de gigantische hangbanken en ik wist dat ik me er geen voorstelling van kon maken wat er in het verschiet lag. Binnen een paar dagen had ik al topproducers ontmoet van wie ik nog nooit had gehoord, ik had afspraken met de belangrijkste dansagenten, ik was voorgesteld aan Jamie King, Marguerite Derricks en andere gewilde choreografen, en ik ging uit met de beste dansers van LA. Dankzij Wade was ik binnen! Allerlei interessante mensen kwamen langs, sommige op uitnodiging van Wade en Joy, andere niet echt. Er waren vrienden die zich gedroegen als familie en er waren vrienden die zo werden behandeld. Sommigen daarvan verwelkomden mij en anderen beschouwden mij als concurrentie wat betreft tijd en aandacht. Echt het allerbeste waren de kinderen die langskwamen. Kenny, Kevin en Charles waren Wades jongens, stuk voor stuk unieke talenten. Ik kwam uit een klein wereldje en was meestal de creatiefste, maar bij dit groepje viel ik in het niet.

De volwassenen zagen allemaal dat Wade een speciaal talent was met een ongeëvenaard arbeidsethos, en heel veel mensen wilden daarvan meeprofiteren. Ze hadden geluk dat hij een workaholic was. Als hij eens thuis was en geen klus had of les moest geven, zat hij in zijn opnamestudio muziek te remixen voor aankomende klussen of te schrijven. De meeste avonden zat hij in die studio tot zonsopgang te werken. Joy zat op tv *Golden Girls*-marathons te kijken en ik huppelde tussen die twee in. De telefoon ging continu over en soms was het Michael. Michael Jackson, voor de duidelijkheid. Zoals ik al eerder zei was Wade een van zijn protegés. Michael had hem ontdekt bij een danswedstrijd in Australië, waar hij vandaan kwam, en hielp hem een paar jaar later naar Los Angeles te verhuizen. Ik wist al dat Wade een waanzinnige danser was, maar als je hem als klein jochie op filmpjes Michael Jackson na ziet doen, dan zie je dat sommige mensen echt geboren zijn om te dansen. Joy en Wade vertelden me hoe ongelofelijk spannend het was om Michael te ontmoeten en hoe ze in de loop der jaren vrienden waren geworden. Joy vertelde dat het, ondanks de hulp van Michael, een heel moeilijk besluit was om Wades vader en broer in Australië achter te laten terwijl zij, Wade en zijn zus Chantal naar Los Angeles verhuisden. Er lag duidelijk druk op de relaties binnen het gezin. Joy leek ook zeer ingenomen met Michael, wat begrijpelijk was, maar niemand wil daar eigenlijk over praten. Het waren niet alleen Wade en Michael die een band hadden, tussen Joy en Michael ontstond ook een band. Tegen de tijd dat ik in LA verscheen, waren de omstandigheden anders en had Michael zelf kinderen. Joy sprak altijd neerbuigend over Debbie Rowe, de vrouw die Michaels eerste twee kinderen baarde. Toch hielden ze nog van Michael en ik herinner me dat ik op een dag de telefoon opnam en nauwelijks 'een momentje' kon uitbrengen toen het Michael was die naar Wade vroeg. Ik hoefde niet eens te vragen wie ik aan de lijn had. Een paar maanden later gingen we een weekendje naar zijn ranch. De Neverland Ranch. Het was compleet krankzinnig.

Wade, zijn toenmalige vriendin Mayte, Joy en ik gingen er een paar dagen logeren. Voor het geval die naam je bekend voorkomt, Mayte was de vrouw van Prince met wie Wade in de cirkel had gedanst op die speciale avond in de nachtclub een jaartje eerder. Interessant, hè? Gek genoeg stond ik er toen niet echt bij stil. Het ging Wade zo voor de wind dat het feit dat de prachtige ex van Prince het nu met hem had aangelegd me niet verbaasde. Als ik het goed heb, ging zij op zoek naar hem en hoefde ze hem niet over te halen. Wade was haar niet vergeten. Hij had wel laten vallen dat ze contact hadden gehouden en toen ik op een dag de opnamestudio inliep, zat ze daar op de bank. Een doorsnee dag in huize Robson. Helaas kan ik me ook nog de laatste keer dat ik haar zag herinneren, in haar appartement in New York. Ze had Wade en mij mee uit genomen en *surprise, surprise*, ik werd straalbezopen. Zij gingen naar huis, ik bleef feesten en kwam midden in de nacht bij Maytes appartement aan met een meisje dat ik in de nachtclub had versierd. Alsof het niet genoeg was stomdronken bij haar huis aan te komen, lag ik er nu ook nog met een vreemde in bed. Mijn lijst met verontschuldigingen is eindeloos.

Terug naar de Neverland Ranch... Van de attracties tot aan het waterpark, de dierentuin en de bioscoop, en de quads waarmee we over de ontelbare hectares land reden, we hadden de grootste lol. De tuin was perfect vormgegeven en onderhouden, met prachtige bloemen en magische bomen waarvan de takken over de paden hingen. Ongetwijfeld moest er heel wat personeel en beveiliging rondlopen, maar behalve dat we bij aankomst bij de hoofdingang werden gecheckt, kan ik me niet herinneren iemand gezien te hebben. Misschien was ik overdonderd door de omgeving, maar het voelde allemaal zo privé, afgelegen en sereen. Michaels hoofdverblijf en ook de gastenverblijven waren niet zo modern of luxueus als ik had verwacht. Ze waren gezellig en uitnodigend, wat een welkome verrassing was, aangezien ik ontzettend zenuwachtig was toen ik daar aankwam.

De tweede middag dat we daar waren, liep ik naar het hoofdverblijf op zoek naar Wade en Mayte, toen ik in de gang de hoek omsloeg en oog in oog met de beste man kwam te staan. Michael Jackson. Ze hadden gezegd dat hij er niet zou zijn, dus ik had nooit verwacht dat ik hem zou tegenkomen. De tijd moet even hebben stilgestaan. Mijn adem stokte in mijn keel. Joost mag weten wat er op mijn gezicht stond te lezen. Het enige wat ik met moeite uit kon brengen was: 'Weet jij waar Wade is?' Hij zei van niet en ik maakte dat ik wegkwam! Geen 'hallo' of 'ik ben Dan' of 'aangenaam kennis te maken'. Niets daarvan. Ik vloog het huis uit. Wade wist wat ik van Michael vond en welke indruk ik had willen maken. Hij lag slap van het lachen toen ik hem vertelde wat er was gebeurd. Gelukkig nodigde Michael ons die avond uit voor het diner en kon ik hem de hand schudden en mezelf behoorlijk voorstellen. Ik was verbaasd hoe informeel het was, met z'n allen aan tafel met Prince, Michaels zoon, die eromheen rondrende en Paris, zijn dochter, nog maar een babytje. De maaltijd werd geserveerd, maar ik kan me niet meer herinneren te hebben gegeten. Het viel me op hoe aardig Michael was; hij nam de tijd om naar mijn wensen en dromen te vragen. Ik worstelde me mompelend door een paar zinnen heen tot ik aankwam bij de dansschool van mijn ouders. Michael was bevriend met een gezin waarvan de kinderen daar les hadden – ikzelf had ze ook nog lesgegeven – dus we hadden iets gemeen waar we het over konden hebben. Toen ik vertelde dat mijn vader in *West Side Story* had gedanst, glimlachte Michael. Hij was fan van de musical en vond het ongelofelijk dat mijn vader onderdeel van die show was geweest. Het gesprek duurde misschien drie minuten, misschien twintig; ik heb geen idee. Er zijn maar weinig mensen in de wereld van wie je hun aanwezigheid echt kunt voelen. Die van Michael vulde de ruimte. Hoe ik me ook voel vanbinnen, ik ben er altijd goed in geweest om een relaxte en kalme indruk te maken. Die dag was mijn bewondering ongetwijfeld van mijn gezicht af te lezen en dat is prima. Ik zat aan tafel met Michael Jackson.

Thuis in Northridge werd er veel gelachen en Joy en ik konden het goed met elkaar vinden. Wade en ik waren jongens. Het werkte. Als ik zou moeten uitleggen waarom, zou ik zeggen dat het kwam doordat ik een bepaalde alledaagsheid met me meebracht. Wat dat ook moge betekenen. Ik begreep zijn ambacht en zijn doelen, maar ik was ook die gewone jongen die hem af en toe dwong een beetje afstand van zijn werk te nemen. Ik dwong hem over sport te praten, dan sprongen we in de auto om ergens te gaan lunchen, en meisjes waren altijd een geliefd gespreksonderwerp. Ik had nooit veel moeite gehad meisjes te versieren, maar bij Wade wierpen ze zich aan zijn voeten. Hij was een jongen, dit waren vrouwen. Ik heb het niet alleen over dansers, al waren er daar genoeg van. Maar ook bekende vrouwelijke choreografen en docenten uit de business die tien, vijftien jaar ouder waren dan hij, lieten hun oog op hem vallen. Het was niet bepaald geheim. Wat werk betreft, creatief gezien hadden we een goede flow. Uiteraard was het Wades show, maar of het nu om het conceptualiseren van projecten of alleen het choreograferen van een les ging, we werkten goed samen. Een aaneenschakeling van klussen zoals de MTV Awards, een gigantische Super Bowl-reclame en een televisieprogramma riep de vraag bij me op hoe het kon dat we betaald werden om zo veel plezier te hebben. Het was vermoeiend en opwindend, en ik genoot met volle teugen. Achteraf gezien was ik echter weinig dankbaar. Dat werd me pas duidelijk toen ik twintig jaar later nuchter werd. Ondanks zijn heldhaftige inspanningen op de dansvloer en in de opnamestudio en zijn vermogen onvermoeid dagen achter elkaar te werken, was er wel eens een dag waarop Wade rust nam en wilde praten. We hadden het dan over onze families en meer persoonlijke dingen over ons leven in Australië en New Jersey, maar hij greep deze momenten ook aan om zijn ongenoegen over mijn arbeidsethos uit te spreken. Helaas waren zijn zorgen niet ongefundeerd. Ik was totaal niet van plan zoals hij te leven, maar dat was ook niet wat hij wilde. Hij vroeg me gewoon net iets meer te geven. Ik hoorde alleen wat ik wilde horen. Het hielp niet dat ik een agent had die ik niet vertrouwde en een goede vriend (die er geen klap verstand van had) die me influisterde dat ik niet genoeg eer en geld kreeg voor wat we deden en dat Joy, afgezien van de klussen voor Wade, niet veel voor me deed. Hoewel daar wel wat voor te zeggen viel, was dat niet waar het om ging. Het was gewoon een feit dat ik me weinig dankbaar toonde voor de waanzinnige kansen die me al gegeven waren, dat ik mijn ergernissen nooit zou hebben uitgesproken omdat ik extreem conflictvermijdend was en dat ik het belangrijker vond 's avonds uit te gaan en te feesten dan meer uren te werken. Ik hoop dat je dat laatste goed hebt gelezen. Als we niet aan het werk waren, zag je mij thuis niet veel. Wade dronk niet en Joy was mijn manager, dus ging ik weg en bleef ik weg om te voorkomen dat ze me dronken zouden zien. Ze wisten dat ik dronk, maar niet hoeveel ik vaak dronk. Zodra we vrij waren deed ik een grote verdwijntruc, soms een paar dagen, soms weken. Of ik nou nog in LA was of terug in New Jersey, ik was druk aan het feesten. De dagen bestonden nog steeds uit fitnessen en danslessen geven of nemen, maar ik verlangde naar die biertjes aan het einde van de middag. De drankjes die ik daarna bij het avondeten dronk werden gevolgd door tripjes naar verschillende bars waar ik me volgoot met cocktails en shotjes. Dat was wat wilde ik doen, waar ik ook mee bezig was. Maar ik was bang om Wade en Joy die kant van mij te laten zien. De barsten in onze relatie werden groter.

Dankzij Wade en Joy bevond ik me pats-boem tussen de crème de la crème van de danswereld. De agenten, choreografen en dansers kenden me. Het was een zegen! Ik kon niet weten dat het ook een vloek was. Kun je je die coole en zelfverzekerde knul nog herinneren die ik in de weekenden speelde? Die kleine minibe-roemdheid? Dat masker zat er weer op en het kwam er niet meer af. Die gozer werd plotseling de hoofdpersoon in mijn leven. De camera bleef maar draaien. Omdat Wade en Joy mij van de weekenden kenden, moest ik nu thuis ook die rol blijven spelen. Wanneer ik een dansstudio of vergadering binnenliep, was mijn reputatie me al vooruitgesneld. Ik had nu een imago dat ik hoog moest houden, een standaard waar ik aan moest voldoen, ten-minste, dat dacht ik. Dus vanaf het moment dat ik 's morgens wakker werd, deed ik mijn gloeiende best om te zijn wat er van me werd verwacht. Of eerder, waarvan ik dacht dat het van me werd verwacht. Ik begroef mijn ware zelf diep vanbinnen en was de hele dag bezig indruk te maken op andere mensen. Het was allemaal zo spannend, verwarrend en vermoeiend.

Het enige waarvan ik wist dat het verlichting bood, was de fles. Overdag keihard werken, 's nachts keihard feesten. Wade dronk niet en Joy voor zover ik wist alleen bij speciale gelegen-heden. Gelukkig had ik een paar vrienden die ik al kende voor ik naar LA verhuisde en met wie ik kon gaan drinken. Zij feestten keihard met me mee, maar volgens mij namen zij tussendoor ook rust. Ik niet. Chris was er vaak bij, maar hij wist wanneer het genoeg was geweest, dus ging ik op zoek naar Doug of Ashley, of iemand anders, totdat hij weer uit wilde gaan. Vrienden uit New Jersey kwamen op bezoek of we spraken af in Las Vegas. Ik leef-de het snelle leven! Adidas-modeshows met de Pussycat Dolls, videoclips met Pink en awards shows met Britney. Ik feestte in de beste nachtclubs en bars en ontmoette de prachtigste vrouwen. Los Angeles was bedwelmend. De auto's, de kleding, de muziek, de scene, en o, heb ik de vrouwen eigenlijk al genoemd? Ik was gewend in het weekend met vrouwen mee naar huis te gaan, maar ineens maakte het niet uit of het maandag, dinsdag of woensdag was. Ik zat niet langer op school en had geen rooster. De structuur van school die ik zestien jaar lang had gehad, was weg. Ik had geen negen-tot-vijf werkweek. Elke avond was de perfecte avond om uit te gaan.

Als danser werd ik vaak omringd door mooie meisjes, maar deze stad was van een heel ander kaliber. Jeetjemina! Mijn ervaring was dat er altijd wel een paar meisjes opvielen in de menigte in een dansles of nachtclub. In LA waren er vijf oogstrelende vrouwen waar ik ook keek! Ik moest links, rechts, overal twee keer kijken. O, en het feit dat ik danser was vonden ze cool en spannend. Na het jarenlang te hebben verzwegen of het met moeite ter sprake gebracht te hebben, kon ik er nu trots op zijn dat ik danser was. Tuurlijk, ik liep ook wel eens een blauwtje. Ik wist wanneer ik te hoog gegrepen had, maar als ik een paar drankjes op had was ik niet bang een poging te wagen. Lange, stijlvolle vrouwen waren meestal niet op zoek naar een gozertje met stekeltjes en wijde kleren, maar het eindigde in ieder geval met een glimlach en gegrinnik. Veel vaker stroomde de drank rijkelijk, kwam er een gesprek op gang en verliep het succesvol. Ik werd meegesleurd in die orkaan en wilde er zo ontzettend graag van genieten, maar ik leed er ook onder. Uiteindelijk was ik alleen aan het overleven, van moment tot moment, van dag tot dag. Het leven werd al snel een reeks interacties waar ik doorheen moest zien te komen. Of het nu ging om het repeteren voor een nieuwe videoclip, een auditie voor een reclame, uitgaan met een groep dansers na de les of met Wade in de opnamestudio zitten, overal greep dezelfde angst en paniek me bij de keel. Ik had nooit het gevoel dat ik er echt bij hoorde, dus moest ik een rol spelen tot ik weer alleen kon zijn. 's Ochtends als ik hardliep en 's nachts als ik zat te drinken aan de bar waren de twee momenten dat ik de tijd smeekte stil te staan. Hardlopen was mijn therapie, drank was mijn medicijn.

Het was te veel voor me in een veel te korte tijd, al zou ik dat nooit hebben toegegeven. Ik was paniekerig en nerveus, een beetje bang, maar tegelijkertijd ook totaal in de ban van alles. Een typische zaterdag zag er zo uit: Wade was jarig en hij, Justin Timberlake en ik gingen met nog tien anderen skydiven. We gingen met verschillende auto's en de rit van ongeveer een uur naar een of andere uithoek was verschrikkelijk voor me. Met andere mensen opgesloten zitten in een afgesloten ruimte was niet mijn specialiteit, dus hield ik zoveel mogelijk mijn mond. Skydiven was van een geheel andere orde. Ik heb hoogtevrees. Wie de fuck gaat er skydiven als je al doodsbang bent om op de tweede sport van een ladder te klimmen? Sukkel. Had ik al verteld dat mijn angststoornis gepaard ging met geen 'nee' kunnen zeggen? Ik was bang mensen teleur te stellen. Dus ging ik. In dat vliegtuig was ik zo verdomde bang dat ik groen uitsloeg. Wade en Justin deden het in hun broek van het lachen. Ik moest praktisch uit dat vliegtuig worden geduwd omdat ik niet durfde te springen. Het was een tandemsprong, dus ik zou niet in mijn eentje sterven. Uiteraard overleefde ik het, maar Wade vernielde zijn knie bij de landing. Tijdens de instructies aan het begin hadden ze ons gewaarschuwd onze voeten niet neer te zetten bij het landen maar de expert op onze rug de landing te laten doen. Ik zette de mijne neer en we kukelden omver. Mijn expert was geïrriteerd.

Wade zette de zijne neer en zijn knie klapte. Er scheurde iets. Het was een beetje een domper op het verjaardagsfeestje, dat in een restaurant iets dichter bij de bewoonde wereld werd voortgezet. Het was een lange dag gezien de rit erheen, het wachten bij aankomst, alle instructies en uiteindelijk de sprong. Te veel tijd met te veel mensen was geen goede combinatie voor mij. Een van de vrienden van de Robsons was iets later aangekomen en was dus met haar eigen auto. Toen het tijd werd de locatie te verlaten en naar het restaurant te gaan, haalde ik haar over mij mee te laten rijden en de anderen daar te ontmoeten. Weg van de groep voelde ik me gelijk beter, maar het ging me nog niet ver genoeg. Ik liet ons expres verdwalen. Ik weet het, totaal verknipt. Dit was in de tijd voor er navigatiesystemen waren, dus je hoefde geen kwaadaardig meesterbrein te zijn om dat voor elkaar te krijgen. Een verkeerde afslag en we waren zo ver van het restaurant vandaan dat ze inzag dat we het etentje zouden missen en we in plaats daarvan met z'n tweeën ergens aten. We konden goed met elkaar overweg, flirtten een beetje, dus we hadden een leuke avond ook al hadden we Wades feestje gemist. Zij voelde zich een beetje schuldig, dat we daar samen aan het lachen en praten waren, ik daarentegen was eindelijk rustig geworden. Na een paar drankjes voelde ik me nog beter. Niet mijn beste moment als vriend, maar ik dacht alleen aan mezelf. Het was alsof ik wegvluchtte en mezelf verstopte. Dat is alles wat ik deed, bij iedereen.

Dan had je de werkdagen. Ik werd ingehuurd als co-presentator voor een aflevering van *Sisqo's Shakedown*, een dansshow op MTV. Ja, ik zei co-presentator. Weet je wie de andere presentator was? Timbaland! Ja, dié Timbaland. Dit is natuurlijk voor hij de gigantisch beroemde producer werd van Justin Timberlake, Nelly Furtado, Rihanna en Jay-Z. Maar hij was al ontzettend succesvol, had muziek geproducet voor Missy Elliott, Aaliyah en anderen. Dus wat deed ik? Nou, mijn werk, en dat deed ik heel goed. Zo goed zelfs dat MTV me daarna te gast vroeg in talrijke andere shows. Wat deed ik niet? Voor of na de show gezellig doen. Als de camera's draaiden, sprak ik met de deelnemers, tegen Timbaland, tegen de camera en paste ik in het plaatje. Zodra ze 'cut' riepen, verschool ik me. Het was een fantastische kans om te socializen en te netwerken, relaties op te bouwen, en meer. Helaas moest ik daar niet aan denken. Nog een take doen? Geen probleem. Een normaal gesprek voeren met Timbaland of een MTV-producer? Geen sprake van. Ik kon er niet snel genoeg wegkomen. En dat geldt voor een heel groot deel van mijn professionele leven. Ik was zo hypergefocust om aan het einde van de dag verlichting te vinden dat ik me nooit echt afvroeg hoe de anderen reageerden op mijn verdwijntruc. Als de rollen waren omgedraaid, had ik gedacht dat die vent óf gigantisch druk en een uitstekende professional was óf een eikel die zichzelf beter vond dan de rest. Sinds ik ben afgekickt van mijn alcoholverslaving en met collega's uit het verleden heb gesproken, lijkt het erop dat de heersende gedachte was dat ik arrogant was. Dat was niet zo, eerder het tegenovergestelde, maar dat is mijn eigen schuld. Het is onmogelijk, en waarschijnlijk ondraaglijk, na te gaan hoeveel relaties en vriendschappen ik ben misgelopen door mijn gedrag.

Ondanks het ongemak tussen Joy, Wade en mij bundelden we onze krachten nog één keer voor de wereldtournee van NSYNC. In de maanden dat we aan dat project werkten, verergerden onze meningsverschillen. Het enige wat ik kon zien was het onrecht dat ze me aandeden. Wade zou mijn deel meer moeten erkennen, vond ik, en ik zou zeker meer betaald moeten krijgen voor wat ik deed en Joy zou harder voor me moeten vechten. Of ik nu een punt had of niet, er zat een levensgroot 'maar' aan vast. Ik heb mezelf nooit, maar dan ook nooit uitgesproken over hoe ik me voelde. Erger nog, ik kan me niet eens voorstellen hoe teleurgesteld en mismoedig ze moeten zijn geweest door mijn gebrek aan dankbaarheid, hoe walgelijk ze het moeten hebben gevonden. Ik was zo'n klootzak. Ik had mezelf van mijn eigen gelijk overtuigd, maar ik durfde niet naar mijn eigen aandeel erin te kijken.

5. Justins huis

Als iemand me in de afgelopen jaren vroeg hoe het was om met verschillende beroemdheden te werken, noemde ik altijd Justin Timberlakes briljante talent, arbeidsethos en vriendelijkheid. Hij was heel perfectionistisch als het om choreografie ging en het was waanzinnig om te horen hoe hij in één take demo's opnam in Wades studio. Ik kan me ook nog herinneren hoe hij urenlang een film van Charlie Chaplin bestudeerde om zich voor te bereiden op een videoclipopname die we de volgende dag zouden hebben. We hadden net de hele dag gerepeteerd en iedereen was moe, maar hij wilde het goed doen. En dat deed hij ook. Omdat het nooit relevant was, of leek, noemde ik nooit zijn openheid en bereidheid te praten, echt te praten. Hoewel hij in korte tijd heel beroemd en rijk was geworden en op het punt stond een gegarandeerd succesvolle solocarrière te beginnen, en ook al waren we onvolwassen, Justin was niet bang zijn angsten en worstelingen te uiten en over zijn spiritualiteit te praten. Hij durfde kwetsbaar te zijn. Ik bewonderde hem erom. Ik wou dat ik zijn voorbeeld had gevolgd. Ik heb in korte tijd veel van hem geleerd.

Een van mijn bijzonderste klussen als choreograaf was NSYNC's Pop Odyssey wereldtournee, die ik samen met Wade choreografeerde en waarbij ik de assistent-regisseur was. Hoe jong we ook waren, wij tweetjes stonden aan het roer van wat in die tijd de grootste wereldtournee ooit zou worden. Dat is krankzinnige shit! Na het eerste ontwerp te hebben gemaakt en de concepten te hebben gepitcht in LA, vertrokken we naar Florida waar Justin, JC, Joey, Lance en Chris woonden. We hadden al samengewerkt voor de MTV Video Music Awards en andere projecten en Wade had een aantal liedjes geschreven voor hun nieuwe album, dus we kenden elkaar al goed. We moesten in een heel korte tijd veel werk verrichten omdat we de hele show moesten creëren, regisseren en choreograferen. Daarom logeerden Wade en ik bij Justin in plaats van in een hotel te verblijven, zodat we het klokje rond creatief bezig konden zijn. Ik besefte heel goed hoe de meeste mensen het zouden vinden om bij Justin te mogen logeren. Iedereen aan wie ik het vertelde werd helemaal gek. Helaas was ik iets minder enthousiast. Vanwege mijn angst en onzekerheid kon ik niet zonder momenten van afzondering. Als ik bij hem logeerde, kon ik niet vluchten, geen pauze nemen, mezelf geen tijd geven om rustig uit te ademen en mijn onbehagen te verlichten. Hotels hebben altijd een geweldig grote rol gespeeld in mijn professionele leven. Tijdens dansconventies, op locatie voor verschillende choreografieklussen en naarmate mijn carrière vorderde vaker nog bij het draaien van films en tv-programma's, gaven ze me de mogelijkheid me een tijdje af te zonderen. Het maakte niet uit met wie ik was of wat ik deed, hotelkamers gaven me de kans even uit de spotlight te stappen, alleen te zijn en bij te komen. In Florida moest ik echter dag en nacht het gastenverblijf in Justins huis delen met Wade. Het had geen probleem moeten zijn. Justin was precies zoals je zou verwachten, een coole, vrijgevige en warme gastheer. 'Doe alsof je thuis bent,' zei hij. We konden uit de koelkast pakken wat we wilden, op de bank hangen en tv kijken, een beetje basketballen in de achtertuin. De hele situatie, van het prestige en het plezier tot aan de mensen met wie ik werkte, had die ervaring speciaal en memorabel moeten maken. In plaats daarvan was het de laatste keer dat Wade en ik samenwerkten.

Een paar weken lang danste ik in de studio met NSYNC. Als ik met Justin naar de sportschool ging om te fitnessen, werd onze auto gevolgd door rennende, gillende meisjes. Ik weet niet of hij het dak van zijn cabriolet naar beneden deed om aandacht te krijgen of gewoon omdat hij de frisse lucht lekker vond. In ieder geval was het geen goed idee, want we moesten meerdere verkeersregels overtreden om weg te komen. Sommige middagen speelden we 'horse', een basketbalspelletje, op Justins basketbalveldje en verloor ik meerdere potjes achter elkaar omdat bleek dat hij er heel goed in was. Tussendoor hadden Wade en ik creatieve sessies, choreografeerden we en keken we films, oude musicals en Charlie Chaplin clips ter inspiratie. Het werd persoonlijker als Wade er niet bij was en we het over relaties hadden. Justin nam me in vertrouwen en was ongelofelijk kwetsbaar. Ik weet nog dat het me overdonderde omdat ik er onnozel genoeg van uit was gegaan dat hij precies wist wat hij deed en alles onder controle had, ondanks zijn jonge leeftijd. Op dat moment rommelde het in zijn relatie met Britney. Justin wendde zich tot mij om hulp, maar ik was mezelf zo kwijt dat ik het niet eens doorhad. Ik was zelf een foute, naïeve rokkenjager en ik wilde hem zeggen: 'Je bent Justin Timberlake! Neem gewoon een ander meisje en zet haar uit je hoofd.' Maar zo was hij niet. Hij was gekwetst en zocht antwoorden. Hij wist dat Britney drugs gebruikte, wat hij maar niks vond, en hij verdacht haar ervan vreemd te gaan. Ik was slecht toegerust om zo'n gesprek te voeren, wist niet hoe ik hem moest helpen deze warboel te ontrafelen. 'We zijn allemaal jong, trappen lol, feesten en zijn aan het experimenteren. Dat betekent niet dat ze een probleem heeft of dat het iets met jou te maken heeft.' Dat is zo'n beetje wat ik hem te bieden had. Zoals altijd probeerde ik hem op te beuren, in plaats van zijn dilemma uit te vogelen of op te lossen. Ik wist namelijk dat ze vreemdging. Wade en ik woonden toen nog steeds in hetzelfde huis en zij stuurde auto's langs om Wade op te pikken omdat hij geen rijbewijs had. Een paar uur later bracht de auto hem weer thuis en deelde hij alles tot in detail met mij. Het was bijna te makkelijk, logistiek gezien. Omdat het Wade geen enkele moeite of gekonkel kostte, leek het bijna onmogelijk dat hij betrapt zou worden. Moreel gezien was het een ander verhaal. Ik zag Justin en Britney als supersterren die het allemaal voor elkaar hadden, niet als jonge volwassenen met dezelfde emoties als wij. Ik dacht dat het niet zo erg was, tot ik oog in oog met Justin stond. Ik voelde me verschrikkelijk. Wade en ik waren stomme, respectloze jongetjes, maar ik durfde niets te zeggen. Justin wendde zich niet alleen tot mij om inzicht in zijn problemen te krijgen, maar gaf me ook de mogelijkheid de mijne te bespreken. Ik deed geen van beide. Mijn enige gedachte was dat ik in een afschuwelijke positie zat door alles wat ik wist. Alsof het alleen om mij draaide! Terwijl ik met een half oor naar zijn ontboezemingen luisterde, kon ik alleen maar denken hoe oneerlijk de situatie was voor mij, in plaats van voor hem.

Mijn rol in deze kleine groep was onzeker, maar dat had niet uit moeten maken. Ik had eerlijk moeten zijn tegenover Justin.

Dat verdiende hij, zeker omdat hij mij zo goed behandelde. En ik had mijn eigen shit met hem moeten delen toen hij de zijne deelde, dat zou ook voor mij een opluchting zijn geweest. Als ik destijds had verteld wat hij hoorde te weten, dan zou dat zeker enige opschudding hebben veroorzaakt, maar wel veel minder dan wat een poosje later gebeurde, met verbroken vriendschappen en werkrelaties, geschreven liedjes en van alles tot gevolg. In plaats daarvan luisterde ik koortsachtig zoekend naar een manier om onder het gesprek uit te komen. Veel meer dan 'schud het van je af' en 'zet haar uit je hoofd, bro' kon ik niet uitbrengen. Ik bood Justin geen hulp en heel weinig steun. Mijn leven is bezaaid met voorbeelden van hoe mijn gebrek aan openheid en eerlijkheid mijn eigen pijn en die van anderen heeft laten voortduren.

Na dagenlang achter elkaar tot in de vroege uurtjes te hebben gewerkt, besloten de jongens van NSYNC dat het tijd was voor een avondje uit om even een pauze te nemen, te ontspannen en te feesten. Ik had zeker een pauze nodig en ik wilde ook heel graag feesten, maar niet op deze manier. De gedachte aan een overvolle nachtclub, de aandacht, de gekte rondom de jongens, het maakte de waanzin in mijn hoofd alleen maar erger. Terugkijkend op die idiotie is het echt te gek voor woorden. Denk je eens in, ik zou binnenlopen met NSYNC. Wie de fuck zou mij opmerken of zelfs maar mijn bestaan erkennen? Niemand! Maar in mijn doorgedraaide hoofd dacht ik dat alle ogen op mij zouden zijn gericht. 'Wie is hij?' 'Waarom is hij erbij?' Mijn angst had me al bij de keel gegrepen.

Gelukkig was mijn zus op dat moment in de stad vakantie aan het vieren met haar toekomstige man en was ik, en ben ik nog steeds, heel close met hen. Dit zou een win-winsituatie zijn. Ik kon ze meenemen, waardoor ik me veel meer op mijn gemak zou voelen en we ons in anonimiteit konden hullen. Bovendien zouden ze thuis aan iedereen vertellen dat ik ze mee uit had genomen met NSYNC, waardoor ik een goed figuur sloeg, alsof ik het daadwerkelijk naar m'n zin had, wat zo had moeten zijn, maar niet zo was.

Justin, zoals altijd de sympathieke gastheer, vond het goed dat ze eerst naar zijn huis kwamen om in te drinken. Het duurde niet lang of we zaten met hem biertjes achterover te slaan in zijn achtertuin. Het plan werkte perfect. Mijn angst nam af dankzij de biertjes, iedereen had het gezellig met Justin en we zouden naar een nachtclub ergens in Orlando, Florida, gaan. We waren het stelletje wel, met Justin, JC, Joey, Chris, Lance, Wade, mijn zus, haar vriend, ik en nog wat vrienden van de jongens. Ik was zo voorspelbaar en voorzichtig geworden dat ik al precies wist hoe de avond zou verlopen. Iedereen vermaakte zich, maar mijn zus en haar vriend hadden een veel leukere avond moeten hebben. Mijn gedrag weerhield ons daarvan. Ik kan me twee keer herinneren, misschien meer, dat Joey en Justin mij in hun vipkliek probeerden te trekken. Ik ging er niet op in. Het was makkelijker om in de marge te blijven, aandacht en gesprekken te vermijden en te drinken. Ik deed altijd alsof ik het niet leuk vond in de schijnwerpers of midden in de actie te staan. De waarheid is dat ik er doodsbang voor was.

Het was veelzeggend om te zien hoe de jongens omgingen met alle aandacht, hoe ze de menigte bespeelden en ervan genoten. Op die momenten was ik er zeker van dat ik dat leven niet wilde, dat een leven in de anonimiteit veel beter was. Natuurlijk is dat op een bepaalde manier ook zo. Dus bleef ik op de achtergrond, hield iedereen voor de gek, ook mezelf. Maar mijn angsten weerhielden me ervan vriendschappen op te bouwen, plezier te maken, in het moment te leven en wie weet wat nog meer. Justin daarentegen was in zijn element, omringd door bewonderaars kreeg hij het leeuwendeel aan aandacht, zonder zichzelf te verliezen. Ondanks alle vrouwen die zich aan zijn voeten wierpen, beging hij geen misstappen, want hij was met Britney. Heel goed van hem, maar ik had het hem moeten vertellen, vooral omdat Wade naast hem stond. Hij was immers open geweest en vertrouwde me. Vergeet het maar, ik was er klaar mee, wilde niet alleen terug naar Justins huis, maar terug naar LA. Niet dat dat iets had uitgemaakt, want mijn problemen achtervolgden me waar ik ook heen ging. Het maakte niet uit waar ik naartoe vluchtte, ikzelf was de constante. Maar dan kon ik me tenminste wel in mijn eigen huis verschuilen.

Midden in de repetities voor de wereldtournee moesten de jongens ook nog een videoclip opnemen voor 'Pop'. Wade en ik hadden de choreografie voor de tournee al klaar, dus hoefden we die alleen nog in de video te implementeren. Het schema was vrij strak en na nog twee weken aan één stuk door gerepeteerd te hebben voor de tour in New Orleans, waren we van plan naar LA te vliegen om de videoclip te draaien. Tot Wades grote frustratie en teleurstelling kocht ik mijn eigen vliegticket en vloog ik in economy terug naar LA, zonder de video-opname bij te wonen. Ja, dat lees je goed, ik sloeg de video-opname voor 'Pop', die uiteindelijk meerdere MTV Video Music Awards zou winnen, over. Waarom? Om op adem te komen. Hoewel we met heel veel plezier hadden gewerkt, stonden we onder voortdurende druk om met nieuwe ideeën en choreografieën te komen en ze dan uit te voeren. Daarbij was ik ook nog bezig met verschillende projecten in LA voor Jessica Simpson, die ik ook moest zien in te passen en waarbij ik haar en haar team ook tevreden moest houden.

Aangezien de choreografie al stond en de jongens die hadden ingestudeerd, hadden ze me niet nodig voor de video-opname, dus hoewel ik welkom was op de set, zou ik er niet voor worden betaald. Dat is alles wat ik hoefde te horen. Ik was weg. Wade en ik hadden onze meningsverschillen over arbeidsethos en planning ter zijde geschoven voor we aan deze klus begonnen. Nu trok ik me nog verder terug in plaats van onze conflicten aan te pakken en op te lossen, en uit te leggen hoe ik me voelde aan Wade en aan Joy, die mij ondankbaar en laks vond. Ik gaf hun de schuld omdat ik vond dat zij fout zaten. Bijvoorbeeld ook rond de videoclip van 'Pop'. Aangezien ik de dansroutine samen met Wade had gechoreografeerd, vond ik dat ik ook voor de video-opname betaald moest worden, niet alleen voor de tournee. Maar ik ging er niet over in gesprek, want dat was veel te ongemakkelijk. In plaats daarvan ging ik stampvoetend weg. Figuurlijk dan. De schuld afschuiven, kiezen of delen, en weer doorgaan. Daar was ik heel goed in. Joy stopte als mijn manager. De juiste beslissing, zeker nadat ik zonder enige uitleg niet bij de videoclip kwam opdagen. Wade en ik gingen ook ieder onze eigen weg. De laatste repetities voor de tour waren verschrikkelijk ongemakkelijk. Als ik me had uitgesproken, mijn frustraties had gedeeld, mijn schema had laten zien, de ballen had gehad de confrontatie aan te gaan, dan was het misschien allemaal anders geweest. Maar nu hadden we een fantastische openingsavond en ging ik naar huis. We hebben daarna nooit meer samengewerkt. Ik keek van een afstandje toe hoe de driehoeksverhouding zich ontvouwde.

Kort nadat Michael Jackson in 2009 overleed, toen naar buiten kwam dat Wade Michael ervan beschuldigde hem als kind seksueel te hebben misbruikt, probeerde ik zonder succes in contact met hem te komen. Jaren later, in 2019, toen de documentaire *Leaving Neverland* uitkwam, probeerde ik het weer, maar ook nu zonder resultaat. Ik sta nog steeds achter de uitspraken die ik heb gedaan, elke keer dat mij naar dit gevoelige onderwerp werd gevraagd. Ik weet niets zeker, kan alleen vertellen wat ik heb gezien en gehoord. Wade heeft tegen mij altijd vol lof en bewondering over Michael gesproken. Als ik ze samen zag, leken ze oprecht oké met elkaar en close. Als het waar is wat Wade zegt en hij inderdaad seksueel misbruikt is, dan vind ik het verschrikkelijk dat hij dat al die jaren met zich mee heeft moeten dragen en zich genoodzaakt zag in het openbaar en in privésituaties zo lovend over Michael te praten. Als Wade niet de waarheid spreekt, dan vind ik het verschrikkelijk dat Michael zichzelf niet meer kan verdedigen en hoe Wade zich vanbinnen moet voelen na al die dingen over zijn mentor gezegd te hebben. Hoe dan ook, het is allemaal afschuwelijk. En triest.

Misschien zullen we de waarheid nooit te weten komen. Maar een ding dat wel waar is wat betreft mijn relatie met Wade, is dat ik hem en Joy heel veel dank ben verschuldigd. Toen ik aan het afkicken was, besefte ik dat ik nog steeds wrokkig was naar Wade en Joy. Al die tijd hield ik vast aan die negatieve gevoelens, zonder echt te kijken naar mijn eigen rol in de ondergang van onze relatie. Nu ik dat wel heb gedaan, realiseer ik me dat ik ze niet alleen veel dank ben verschuldigd, maar ook mijn oprechte excuses.

6. Het masker afzetten

Nog nooit was de tijd zo snel gegaan en had ik zoveel bereikt. Het voelde onwerkelijk, zoveel als er gebeurd was in minder dan een jaar tijd, maar het was echt waar. Hoppend van klus naar klus en van bar naar bar was het alsof ik vleugels had. De meeste tripjes naar huis duurden vier of vijf dagen en ik kan je verzekeren dat ik dan elke nacht dronken was. De soelaas die het me ooit had geboden, bood het me niet meer, maar ik dronk gewoon door. Het verschil was dat ik nu niet eens meer kon ontsnappen aan mijn werk, of aan LA, of alle andere stressfactoren, want ook al was ik daar niet, het was het enige waar ik het over had. Ik was trots op mijn professionele leven, al denk ik dat ik me vanbinnen schaamde voor mijn persoonlijke leven. Maar voor schaamte had ik geen tijd, dus de beste manier die ik kon bedenken om die schaamte de das om te doen was drinken, wakker worden en doorploeteren. De kansen lagen voor het grijpen! Ik had net twee geweldige klussen aangeboden gekregen als co-choreograaf. De eerste was de Super Bowl Pepsi-reclame met Britney Spears en de tweede was de MTV Icon-special over Janet Jackson. Ik weet nog dat ik in het vliegtuig van New Jersey naar

LA zat te bedenken hoe gigantisch deze projecten waren en echt niet kon wachten om aan de slag te gaan. Eigenlijk was het allemaal mooi en prachtig tot ik de eerste repetitie met de artiesten, dansers en producers binnenliep. Dan kwamen de angsten boven. 'Hoor ik hier wel thuis?', 'Wat zeggen ze nu allemaal over me?', 'Hebben ze door hoe ongemakkelijk ik me voel?' Dat waren vragen die door mijn hoofd raasden als ik aan het werk was. De stress en de angst verdrongen zo veel plezier tijdens die ervaringen. Maar toen ik Jessica Simpson ontmoette, was het anders.

Jessica Simpsons team belde mijn agent om een afspraak te maken om over haar aankomende video's en tournee te praten; ze wilde mij als choreograaf en creative director. 'Ik kom eraan.' Je had Britney Spears, Christina Aguilera en dan had je Jessica Simpson. Ze had een paar hits op de radio, een onvoorstelbare stem en ze was een schoonheid. Nadat ze de muziekscene was binnengestormd met een heel succesvol eerste album, wilde het team meer een dance popster van haar maken, zoals Britney. Toen dachten ze aan mij. Ik ontmoette haar voor het eerst in het Millennium Dance Center in LA, waar ze samen met haar assistent aan kwam zetten. Gezeten op de vloer van een van de dansstudio's leerden we elkaar een beetje kennen. Het was spontaan en makkelijk. Jessica was lief en verlegen, geinig en giechelig, en duidelijk onzeker. Ze legde uit wat ze hoopte te doen met haar nieuwe album, video's en tournee. Ik vertelde haar wat ik dacht dat nodig was om dat te bereiken. Er was werk aan de winkel. We glimlachten naar elkaar, giechelden een beetje, bereikten overeenstemming over een plan en gingen een paar dagen later aan het werk, nadat de agenten de contracten en overeenkomsten in orde hadden gemaakt. Ze wilden me voor het hele albumproject, wat de videoclips, promotietournees, gastoptredens en haar eigen tournee inhield. Jessica zei dat ze meer wilde dansen, meer choreografieën nodig had en meer wilde optreden. Je hoefde niet briljant te zijn om op te merken dat het haar doel was om met Britney Spears en Christina Aguilera te kunnen concurreren.

Jessica en ik besteedden heel veel tijd aan de choreografie, waarbij ik haar moest leren dansen. Bij onze eerste ontmoeting had ik haar verteld dat als ze toegewijd was en hard met me aan de slag ging in de studio, we de doelen voor haar video's en tournee zouden halen. Ik besefte al snel dat dit veel meer inhield dan alleen de choreografie, we moesten focussen op haar zelfvertrouwen en ervoor zorgen dat ze zich lekker in haar vel ging voelen. Ik kon het nauwelijks geloven. Jessica was al een gevestigde zangeres en beroemdheid, en bovendien een prachtig, lief meisje, maar ze was ontzettend onzeker. In mijn korte carrière en ervaring tot dan toe was ik gewend de meest onzekere persoon in de ruimte te zijn, of zo voelde ik me in elk geval altijd. Ineens was ik degene die iemand anders een boost in zelfvertrouwen moest geven. Ironisch, ik weet het, maar het verlegde wel de focus van mezelf naar haar. Ik werkte er hard aan om tot haar door te dringen en haar te laten zien wat iedereen in haar zag. Het hielp ons beiden. We ontwikkelden algauw een sterke vertrouwensband en hadden veel respect voor elkaar. Zoals ze zowel in het openbaar als in de privésfeer heeft gezegd, hielp ik haar echt zelfbewust te worden, als artiest en als persoon. Wat ze niet wist is dat ze mij ook enorm heeft geholpen. De manier waarop we samenwerkten in de studio, haar vertrouwen in mij, haar bereidheid zich open te stellen en los te laten in de spiegel en zich door mij te laten leiden, dat alles versterkte ook mijn eigen zelfvertrouwen. Haar vertrouwen en geloof in mij vertaalden zich naar het geloof in mezelf. Ik zag mijn eigenwaarde recht voor me. Dat waren onze eerste weken samen, alleen wij tweeën in de studio, terwijl we werkten aan een doorbraak. Sommige dagen waren vreselijk frustrerend omdat ze er duidelijk geen zin in had. Op andere dagen was ze heel gefocust en maakte ze echt vorderingen. Ik pushte haar om naar zichzelf in de spiegel te kijken en zich helemaal daarop te concentreren, om dan uiteindelijk datzelfde oogcontact met mij te maken. Het klikte.

In die tijd was er een week waarin ik aan drie choreografieën tegelijkertijd werkte, iets wat ik alleen aankon toen ik nog jong was. Wade en ik hadden repetities voor Britneys Pepsi Super Bowl-reclame van tien uur 's morgens tot ongeveer zes uur 's avonds. Daarna gingen we meteen door naar de repetities voor Janet Jacksons MTV Icon-special van zes tot ongeveer tien uur 's avonds. Dan repeteerde ik met Jessica en haar dansers van elf uur 's avonds tot ongeveer twee uur in de morgen. Ik sliep een paar uur en begon de volgende ochtend weer van voren af aan.

Het was slopend, maar er was een verschil. Een van die middagen had ik achter elkaar repetities met Britney en Jessica. Wade had een technische doorloop dus moest ik de dag voor de opname van de Pepsi-reclame Britneys laatste solorepetitie doen. Ik was dol op Britney. Ze was lief en aardig, werkte hard en was professioneel. Ze kende de choreografie vanbinnen en vanbuiten, we maakten die hier en daar wat strakker en ze was klaar om te gaan. Maar in de zestig minuten die ik met haar doorbracht was ik wel op mijn hoede. Ik wikte en woog elk woord en legde zenuwachtig uit aan welke pasjes ze nog moest werken. Er was geen geklets of plezier, het was heel zakelijk. Ik pushte haar om de choreografie nog een paar keer te doen, we omhelsden elkaar en ze pakte haar spullen en vertrok. Mijn zucht toen ze de deur achter zich dichtdeed was als die van iemand die op het nippertje aan een auto-ongeluk is ontsnapt. Oké, dat is net gebeurd, ik heb het overleefd en er is niemand gewond geraakt. Toen Jessica een half uurtje later binnenkwam, was ik rustig. Het maakte niet uit hoe moe ik was en hoezeer ik aan slaapgebrek leed, ik had daadwerkelijk plezier in die repetities. Ik kon bij haar gewoon mezelf zijn, werkte hard en had plezier. Ik hoefde geen rol te spelen. We waren overduidelijk met elkaar aan het flirten en we hebben echt wel tijd verspild met kletsen en lachen. Maar ik was niet bang mijn werk te doen en haar choreograaf te zijn. Ik zette haar aan het werk. Soms was ze lui, dus liet ik haar nog harder werken. Ik sprak met overtuiging en zonder angst, kende mijn plek en mijn rol. Aan het einde van die repetitie, liepen we samen de studio uit.

Janet Jacksons MTV Icon-special was een hit! Wade en ik namen de choreografieën van een paar van Janets meest beroemde video's – 'Rhythm Nation', 'Alright' en 'Miss You Much' – en deden die na met Usher, Pink en Mya. Het was zo gaaf om de choreografieën te leren van de video's die ik als kind had gekeken. En ze dan ook nog met Usher, Pink en Mya te doen! Wat me het meest is bijgebleven van onze samenwerking is dat Pink echt bijzonder was. De manier waarop ze choreografieën kon leren en uitvoeren was ongelofelijk en ze daagde zichzelf uit om altijd net dat stapje verder te gaan.

Na de opnames van Janet Jacksons MTV Icon-special, waar Jessica als gast bij was geweest, stapten we in een auto naar het vliegveld en vlogen naar New York. Ze ging daar een liedje opnemen voor haar nieuwe album en we zouden in haar vrije tijd blijven repeteren. Zij vloog eersteklas, terwijl haar vader voor mij een ticket in economy had geboekt. Misschien had hij door dat we naar elkaar toe groeiden, misschien wilde hij ons uit elkaar houden of misschien wilde hij gewoon geld besparen, of een combinatie van beide. In ieder geval veranderde er tijdens dat reisje iets tussen ons. De eerste nacht in het hotel belde Jessica en vroeg ze of ik naar haar kamer kwam. We gedroegen ons zoals de jonge honden die we waren en hebben de hele nacht gezoend, gepraat en gelachen, zonder ook maar een oog dicht te doen.

Vanaf dat moment brachten Jessica en ik ook buiten de dansstudio veel tijd met elkaar door. Voor het eerst sinds lange tijd voelde ik me op m'n gemak en oprecht gelukkig. We speelden geen rol, deden niet alsof, probeerden geen indruk op elkaar te maken, het was alleen zij en ik. Jessica's interesse in mij was iets wat ik niet gewend was. Ze was zo open en stelde zich zo ongelofelijk kwetsbaar op dat het onmogelijk was niet hetzelfde te doen. Onze gesprekken waren anders, maar ik genoot ervan. We spraken over vroegere relaties, onze families, muziek en eten. We luisterden eindeloos naar Maxwell, gingen eten bij Mexi-Cali en Cheesecake Factory en hadden het over onze exen. Mijn broer Andrew kreeg haar een paar keer aan de lijn en God mag weten wat hij tegen haar heeft gezegd. Het ging makkelijk, precies wat ik nodig had. En zij ook, dat weet ik wel zeker. Sinds ik naar LA was verhuisd, zat ik nog meer in de knoop met mezelf dan anders. Jessica haalde dat weg. We hadden een soort Oordeelvrije Zone waarin we ons allebei goed voelden, behalve natuurlijk als het ging om mijn gevoel voor stijl, of mijn gebrek daaraan. Ze vertelde me niets nieuws en we konden erom lachen. Ze smeekte me mijn G-Shock horloge af te doen en vroeg me vaak andere sneakers aan te trekken. Tegelijkertijd was ze bezig het einde van de relatie met haar vriend Nick Lachey – met wie ze later zou trouwen – te verwerken en moest ze omgaan met de druk en verwachtingen van haar familie, vrienden, fans en de muziekindustrie rondom haar nieuwe album. Ze wilden een Britney of Christina van haar maken, maar ik ben er niet zo zeker van dat ze dat zelf ook wilde. Ze hield enorm van zingen en was daar verdomde goed in, maar ik merkte bij haar nooit de passie of drijfveer om op te treden. We hadden eindeloze gesprekken over wat zíj wilde en wat zíj nodig had in plaats van wat de anderen om haar heen wilden. We leunden best veel op elkaar en omdat we zo veel tijd met elkaar doorbrachten, werd alles al snel intens. De dagen waarop we repeteerden, kleding moesten passen of van plek naar plek gingen, waren gevuld met speelse en flirterige interacties die iedereen meteen doorhad. Toen ze jarig was, nodigden we een paar van haar vrienden en onze dansers uit om te gaan stappen. We dansten en dronken in een club en liepen in de vipruimte Pink tegen het lijf. Ik heb geen idee wat ze tegen elkaar zeiden, maar plotseling greep Jessica mijn hand vast, zat ze aan me, zoende ze me in het openbaar. Toen we weer bij haar vrienden en onze dansers waren, bleef het weer bij flirten. Het was alsof we een spelletje speelden tot we 's avonds eindelijk de slaapkamerdeur dicht konden doen. Het was niet makkelijk om ons seksleven geheim te houden, we hadden veel plezier, maar we deden ons best iedereen voor de gek te houden, een paar vrienden en een of twee van haar dansers daargelaten. Omdat hij mijn beste vriend en een van onze dansers was, wist Chris precies wat er gaande was. Ook waren er momenten dat Jessica zich gewoon niet in kon houden en ze een vrouwelijke danser alles vertelde over onze nacht ervoor. Om eerlijk te zijn was het onmogelijk sommige dingen voor ons te houden, maar we probeerden wel discreet te zijn.

Totdat mijn ouders, nadat we al een aantal maanden samenwerkten en met elkaar gingen, een paar dagen op bezoek kwamen en Jessica en ik hen mee uit eten namen. Ik had mijn vader wel verteld dat we met elkaar omgingen, maar we hadden het er verder niet over gehad. Ze kwamen eerst even langs voor een drankje in haar nieuwe appartement in Westwood, een wijk in LA. We gaven ze een snelle rondleiding en de 'holy shit'-uitdrukking op hun gezichten was een interessante herinnering aan hoe ver ik was gekomen. Dit was het miljoenenhuis van een succesvolle beroemdheid. De Karaty's hadden het goed, maar hier kwam het niet bij in de buurt, en toch besteedde ik daar niet veel aandacht aan. Ik was verliefd op Jessica, niet op haar appartement, huis of kleren. Met z'n vieren gingen we uit eten in een van onze lievelingsrestaurants, Ruth's Chris Steakhouse in Beverly Hills. Tot op de dag van vandaag is mijn vaders herinnering aan dat etentje hilarisch, omdat Jessica en ik blijkbaar niet van elkaar af konden blijven en mijn moeder zich daar nogal ongemakkelijk bij voelde. Hij moet al lachen voor hij met zijn verhaal begint, vraagt zich hardop af of Jessica en ik hen überhaupt aan tafel wilden en zegt dat we beter naar de slaapkamer hadden kunnen gaan. Tot zover het geheimhouden van onze relatie. De volgende dag was ik samen met mijn vader en merkte hij op hoe mooi haar appartement was en dat ze heel lief leek. Toen zei hij ineens uit het niets en heel terloops: 'Big Dan, ze is te hoog gegrepen voor jou.' Van je vader moet je het maar hebben! Hij sprak terecht uit wat al overduidelijk was, dat Jessica in een compleet andere belastingschijf zat en in een compleet andere realiteit leefde dan ik.

Dat wist ik, maar ik wilde het niet horen, daar ging het voor mij niet om. Nu vraag ik me af of hij ook bedoelde dat ze om heel andere redenen dan geld en roem te hoog gegrepen was. Ik deed geen moeite om erachter te komen. In plaats van die opmerking als een startpunt voor een goed gesprek te beschouwen, wuifde ik het weg en deed ik net of hij niet wist waar hij het over had. Dat wist hij zeker wel en hij probeerde gewoon te voorkomen dat ik gekwetst zou worden. Jessica's vader vond al dat ze te hoog gegrepen voor me was en nu zei mijn eigen vader het ook nog. Ik vond het niet leuk om te horen en het voelde zeker niet goed, dus deed ik mijn best het te negeren. 'Wat weten zij er nou van?' zei mijn jonge, betweterige ego tegen me. De dynamiek die ik met haar had was ook duidelijk heel anders dan de relaties die ik tot dan toe had gehad, maar dat besloot ik ook te negeren. Ik was al vanaf de middelbare school een hartenbreker geweest, iets wat ik niet met trots vertel. In al mijn relaties had ik de touwtjes in handen en besloot ik wanneer het tijd was er een einde aan te maken. Bij Jessica stond ik niet aan het roer. We spraken af wanneer zij dat wilde, in haar appartement, niet het mijne. Zij bepaalde waar we heen gingen en met wie, niet ik. In de dansstudio had ik de leiding, maar verder was Jessica de baas.

Zoals we waren overeengekomen in het contract deden we in een paar maanden tijd twee videoclipopnames, verschillende radiotournees, een paar gastoptredens en Jessica's solotournee. Het was veel voor haar en haar familie, haar dansers, voor mij en iedereen die eraan meewerkte. Ik kreeg om verschillende redenen een paar keer ruzie met haar ouders en dat maakte het lastig, vooral voor Jessica. Haar vader Joe had moeite Jessica's carrière en tournee te regelen. Ze was te groot geworden voor zijn beperkte ervaring in de showbusiness. Haar moeder Tina had moeite de styling van haar dochter en dansers te doen. En ik had moeite een relatie te hebben met dezelfde vrouw voor wie ik ook werkte. Ik had creatieve meningsverschillen met haar ouders, maar ik denk dat ze het ook niet leuk vonden dat Jessica zo veel tijd met me doorbracht. We hadden onze relatie nooit benoemd en daar wilde ik Jessica ook niet toe dwingen omdat ik blij was met hoe het tussen ons ging. Als ik eerlijk ben, wist ik diep vanbinnen dat ze er ook nog geen naam aan wilde geven. Daar was ze nog niet klaar voor aangezien het nog maar net uit was met Nick. Wat haar ouders betrof was een relatie met mij geen optie. Zij wilden dat ze terug zou gaan naar haar ex, Nick, of iemand anders met dezelfde sociale en financiële status. Dat was ik niet. De zakelijke discussies tussen Joe Simpson, haar vader, en mij werden algauw persoonlijke aanvallen. Joe was heel kinderachtig en maakte hatelijke opmerkingen over mijn uiterlijk en lengte en dat ik niet geschikt was voor een hoofdrol in de videoclip die we net hadden opgenomen. Het spijt me dat ik hatelijk terug deed en opmerkte dat het managen van Jessica hem boven het hoofd was gegroeid. Wie was ik om dat tegen hem te zeggen? Tussen iemand en zijn familie komen is nooit goed, voor niemand niet. Ik dacht toen dat ik het allemaal wel wist. In plaats van Jessica's wensen en die van haar ouders te respecteren, sprak ik me uit omdat ik dacht dat dat beter voor haar was. Ik drong er bij haar ouders op aan een stapje opzij te doen en een extern team in te huren om haar zaken af te handelen. Nadat Joe en ik elkaar voor van alles hadden uitgemaakt, sprong ik op Jessica's tourbus en pakte meteen door met haar moeder. Tina wist dat het te veel voor haar was geworden, dat gaf ze ook toe, maar ze zei ook dat ze haar best deed voor Jessica. Dat was alles wat Jessica hoefde te horen. Ze hield ontzettend veel van haar familie.

Ik bedoelde het goed, maar ik was een dwaas. Ik dreef een wig tussen ons in en alles werd ongemakkelijk en ingewikkeld. Nu kon ik alleen nog bij haar zijn als haar ouders er niet waren, en dat kwam niet vaak voor. Haar moeder reed mee op de tourbus, dus daar kon ik ook al niet meer komen. We gingen elkaar minder zien en spreken. Hoewel het niet mijn bedoeling was, leek het alsof ik haar dwong te kiezen tussen haar ouders en mij. Het leek een makkelijke keuze voor haar te zijn. Dat deed pijn, maar was natuurlijk ook begrijpelijk.

Zoals te verwachten was, staken toen helaas ook weer mijn angst en alcoholisme hun lelijke kop op. Jessica en ik dronken samen wijn, soms wat te veel, maar meestal hadden we het wel onder controle, tot ik een heel slechte nacht had. We waren samen naar New York gevlogen voor de 2001 MTV Video Music Awards. Zij ging naar de show en zou me later bij het hotel oppikken om samen de feestjes af te lopen. Dat zegt al genoeg over de status van onze relatie, maar ik deed het af als een beslissing van haar vader. Ik was gekwetst, maar wilde dat niet toegeven, en nodigde een vriend uit om samen de show op tv te kijken terwijl ik op haar wachtte. Ik keek toe hoe NSYNC een prijs kreeg voor de videoclip van 'Dirty Pop'. Precies, die video die ik samen met Wade had gechoreografeerd en waarvan ik de opname niet had bijgewoond. Het liep al minder lekker tussen Jessica en mij, maar nu begon het te broeien en mijn angst over het uitgaan die avond zwol aan. Ik nam mijn medicatie. Dit keer was het wodka, en ik hou niet eens van wodka, maar het verdooft je een stuk sneller. Jullie weten al dat als ik eenmaal begin, ik niet meer kan stoppen. Tegen de tijd dat Jessica me op kwam halen was ik al halfdronken. Ik weet nog dat ik me afschuwelijk en schuldig voelde, maar ik vond ook dat ik er alle reden voor had. Hoe kon ik anders uitgaan en socializen die nacht? Jessica wist niet dat ik dat niet nuchter kon. Ik had haar heel veel dingen verteld, maar dat niet. Hoe kon ik ook? Ik wist niet eens dat ik een probleem had, laat staan dat ik het zou kunnen toegeven of onder woorden zou kunnen brengen. Er kwam geen einde aan de nacht in New York, en ik dronk liters. We gingen naar verschillende feestjes en kwamen J.Lo, de jongens van NSYNC en anderen tegen. Mijn vriend Cris Judd was op dat moment getrouwd met J.Lo en zat die avond bij haar, maar ik glipte weg van ons gesprek omdat ik bang was dat hij raar naar me keek. Jaren later, toen ik hem ernaar vroeg, kon hij zich niet eens meer herinneren dat hij me had gezien. Paranoïde? Over paranoia gesproken, ik dacht dat Jessica met JC Chasez aan het flirten was, maar ben er nooit achter gekomen of dat ook zo was. Jessica haalde haar schouders erover op. Ik was gewoon zo gek in mijn hoofd. Ondanks dat alles hebben we toch nog plezier gehad, maar ik was heel erg wazig waardoor zij zich zorgen maakte en me steeds in de gaten hield, en aan het einde van de avond was ik straalbezopen. Ik strompelde de hele nacht onze limousine in en uit en kan me niet meer herinneren dat we terug bij het hotel kwamen. Toen ik midden in de nacht uit mijn roes kwam, probeerde ik haar te wekken, maar ze wilde niets met me te maken hebben. Ze duwde me weg en zei dat ze wilde slapen. We hadden een lange weg afgelegd, de verkeerde weg, sinds we die eerste keer de hele nacht samen waren opgebleven. Ze was zo verdrietig en teleurgesteld toen ik haar de volgende ochtend mijn excuses aanbood, maar haar niet de hele waarheid vertelde. Het was niet eerlijk en niet goed om haar dat aan te doen. Het was de laatste avond die we samen doorbrachten. Ik zou een paar dagen later naar Londen vertrekken en zij ging terug naar LA.

Pas een paar weken later hadden we een echt gesprek en maakte ze definitief een einde aan onze relatie, al had ze vooraf alle nodige signalen al gestuurd. Ook hier had zij weer de touwtjes in handen, niet ik. Na een lang, lacherig gesprek gingen we op een goede manier uit elkaar, maar nu vraag ik me af of ze mijn hart heeft gebroken... waarschijnlijk wel. Jessica was afscheid aan het nemen, maar ik was gewoon blij dat we weer met elkaar praatten. We lachten, maakten grapjes en flirtten zoals altijd. We maakten wat seksuele toespelingen en toen zei ze: 'Daniel, ga niet terug naar dat meisje.' Behalve misschien mijn ouders, was zij de enige die me Daniel noemde. Het meisje waar ze het over had was de vrouw met wie ik voor haar samen was. Jessica had me in onze gesprekken duidelijk gemaakt dat ze die vrouw niet goed voor me vond. Ze maakte het in dat moment ook duidelijk dat het over was tussen ons.

Ik was in het verleden wel vaker verdrietig geweest als een relatie was geëindigd, had zelfs een paar keer gehuild, maar het was altijd mijn eigen beslissing geweest. Nu had ik er totaal geen controle over en ik had geen idee hoe ik dat moest verwerken. Als het aan mij had gelegen waren we bij elkaar gebleven, maar ze liet de deur niet eens op een kiertje staan. Het was voorbij. Mijn vader zal wel gelijk hebben gehad, ik had haar op dat moment in mijn leven materieel gezien niets te bieden en ze ging om met andere beroemde mensen, acteurs en muzikanten. Afgezien daarvan had ze me alleen al moeten verlaten vanwege mijn gedrag die avond in New York, maar ik koos ervoor het eerste te geloven in plaats van mezelf onder de loep te nemen. Zoals altijd. Zij en ik hadden veel plezier gehad, goede gesprekken gevoerd en van elkaar geleerd. Maar ik was niet in de positie haar te geven wat ze nodig had of wilde, noch materieel, noch emotioneel. De materiële kant had ze klaarblijkelijk ter zijde geschoven, in ieder geval voor even. Maar de ruzies met haar ouders staken een spaak in het wiel. De waardeloze dronkenlap was waarschijnlijk de druppel.

Het meeste spijt heb ik van die laatste avond, dat ze voor me moest zorgen in plaats van plezier met me te maken, en de indruk die ik haar had gegeven dat ik een ramp was en niet iemand op wie je trots kon zijn. Er zijn veel te veel mensen in deze wereld die die indruk van me hebben, en één zou zelfs al te veel zijn. Het was niet eerlijk tegenover Jessica, of tegenover al die andere mensen die ik dat door de jaren heen heb aangedaan. Maar dat weerhield me er niet van het keer op keer te doen. Ik zei sorry en ik gaf toe dat ik fout was geweest, maar ik gaf nooit toe dat ik een probleem had. Ik ging gewoon naar de sportschool en liet iedereen met de puinzooi achter.

7. Londen

Bij sommige klussen werd ik als een tweederangsburger behandeld. Vertegenwoordigers, managers en directeuren van platenmaatschappijen hebben meestal weinig respect voor choreografen (laat staan voor dansers) en hun waarde voor een project. Gelukkig heb ik maar een paar van dat soort ervaringen gehad toen ik aan videoclips werkte, waarbij ik voor een hongerloontje de langste uren draaide. En dan had je klussen zoals werken voor Kylie Minogue. Vanaf het moment dat ik in Londen landde, werd ik door iedereen als een prins behandeld. Er werd voor me gezorgd, ik werd ondergebracht in een prachtig hotel en ik had een auto tot mijn beschikking waar en wanneer ik maar wilde. Het was een zegen, vooral omdat mijn eerste verblijf daar veel langer zou duren dan verwacht. Toen ik in mijn luxehotel op Kensington High Street was ingecheckt, werd ik door een van Kylies mensen gebeld. 'Lieverd, gaat het met je?' vroeg ze. Ze zei dat ik de tv aan moest zetten en zelf even moest kijken. 'Ik weet dat je uit New York komt, je moet je familie bellen,' zei ze. Het was 11 september 2001. Ik raakte in paniek en belde naar huis, probeerde mijn familie aan de lijn te krijgen. Ik kwam er niet doorheen. Bij niemand niet. Iedereen woonde in New Jersey en alle telefoonlijnen, vast en mobiel, waren overbelast. Wat had ik net precies gezien op tv? Was er nog meer aan de hand? Lag heel New York onder vuur? En New Jersey? Was mijn familie oké? Het was heel eng. Na tientallen pogingen nam ik contact op met Jessica omdat ik wist dat zij in LA was en ik haar kon bereiken. Aangezien zij in de VS was, kon ze makkelijker proberen mijn ouders te bellen. Uiteindelijk kon ze hen een paar uur later bereiken en me geruststellen. Iedereen was oké. Geen fantastisch begin van mijn Europese avontuur, maar iedereen was veilig. Zoals iedereen zich nog kan herinneren, was het niet makkelijk om na 9/11 een vlucht naar de Verenigde Staten te krijgen, dus in plaats van tien dagen verbleef ik heel wat langer in Londen.

Die eerste keer moest ik een tv-special voor Kylie choreograferen. In een paar dagen tijd meer dan tien liedjes voorbereiden met ongeveer twintig dansers en een artiest leren kennen met wie ik niet eerder had gewerkt was een hele opgave, helemaal omdat Kylie en ik niet veel tijd met elkaar hadden. Maar het lukte. Het is geweldig wanneer iemand die klein is zo'n reus is op het podium, en dat was Kylie. Toen we aan elkaar werden voorgesteld en elkaar de hand schudden was ze klein, maar zodra ze op het podium stond veranderde dat. Ze was groots. Met haar werken was het tegenovergestelde van het werken met Jessica. De repetities verliepen soepel omdat Kylie heel gefocust was en alles snel oppikte. En man o man, wist zij even een show weg te geven wanneer het daar tijd voor was! Het was een succes en Kylie en haar team waren blij, dus vroegen ze me of ik langer voor ze wilde blijven werken. Al met al heb ik uiteindelijk de choreografie gedaan van verschillende optredens voor awards shows voor haar monsterhit 'Can't Get You Outta My Head', tv-specials met nog meer van haar liedjes en een videoclip voor Kylie. Ze was ontzettend aardig, maar in het begin puur zakelijk. Onze interactie was in eerste instantie beperkt, professioneel en productief. Ik vond dat prima, gezien mijn voorkeur te verdwijnen zodra de repetities voorbij waren. Ik had de kans gekregen om met Kylie iets groots neer te zetten, wellicht iets gedenkwaardigs en carrière-bepalends. Ik greep de gelegenheid aan om te feesten.

Voor een vijfentwintigjarige functionerende alcoholist in Londen was de combinatie van vrije dagen, een auto met chauffeur en toegang tot nachtclubs, bars enzovoort vragen om moeilijkheden. Er is niets mis met een paar nachten achter elkaar uitgaan, maar ik wist niet van ophouden. Ik raakte bevriend met een paar dansers die met me mee uitgingen, versierde een van de meisjes en genoot met volle teugen van het Londense nachtleven. Vipruimtes of bruine kroegen, dat maakte mij niet uit. Omdat ik Kylies choreograaf was en contacten had bij de platenmaatschappij kwam ik overal binnen. Er waren nachten dat ik daar gebruik van maakte en in een vip-club begon waar ik op de gastenlijst stond, maar het einde van de nacht was altijd hetzelfde. Black-outs werden normaal en ik kon me zelden herinneren hoe ik terug in het hotel of het appartement van mijn nieuwe vriendinnetje belandde. Die laatste was stoer, relaxed en heel erg leuk, maar ze had geen idee waar ze aan begon met mij. Tijdens een van mijn reisjes naar Londen waren J.Lo en Cris er ook omdat ze in een paar van dezelfde shows zaten als wij. Ik kende haar dansers uit LA, dus gingen we een paar nachten samen op stap. Ik ben heel dankbaar dat er toen nog geen mobieltjes met camera waren, anders zouden er filmpjes van mij zijn waarop ik wankelend, niet in staat om te spreken of bewusteloos uitgestrekt op een piano te zien zou zijn. Dat zijn een paar van de hoogtepunten die mijn vrienden de daaropvolgende dagen met me deelden. Zoals gebruikelijk schudde ik het van me af en ging ik gewoon weer aan het werk als het daar de tijd voor was. Net genoeg, dat is wat ik deed. Terwijl ik de hele tijd bezig had moeten zijn met creaties en concepten en tijd met Kylie had moeten doorbrengen om een band op te bouwen, koos ik ervoor met een meisje om te gaan dat geen vraagtekens zette bij mijn alcoholgebruik. Ik weet zeker dat ik haar ook niet goed heb behandeld. Het is zo vreemd voor me om terug te kijken en te bedenken hoe blasé ik was over mijn eigen gedrag. Ik had bang moeten zijn als ik 's morgens wakker werd in een hotelkamer in een ander land zonder te weten hoe ik daar terecht was gekomen. Ik had me moeten schamen toen me werd verteld wat ik had gedaan of hoe ik eruitzag wanneer ik feestte. Ik had teleurgesteld in mezelf moeten zijn omdat ik professioneel en persoonlijk gezien zo weinig uit mijn ervaringen haalde. En toch was ik dat allemaal niet. Er was helemaal geen zelfreflectie of bewustwording, alleen een vastberadenheid om de volgende dag door te komen en naar het volgende feestje te gaan.

Laten we wel wezen, als choreograaf van Kylie kreeg ik veel aandacht en was ik erg in trek, zelfs al was ik er niet naar op zoek. Verschillende andere artiesten boden me klussen aan en de meeste accepteerde ik. Het gaf me de kans aan mijn cv te werken en meer geld te verdienen. De producers van een tv-special waaraan ik werkte kwamen naar me toe om te vragen of ik het optreden van een van de andere artiesten kon 'redden'. Hoewel er eigenlijk geen tijd meer was, was het optreden nog niet goed genoeg voor de opname. Het ging om Shaggy en zijn hit 'It Wasn't Me'. Ze konden me er niet voor betalen, maar toch zei ik ja. Waarschijnlijk was dat de beste zet van mijn hele carrière. Diezelfde producers bedachten minder dan drie jaar later *So You Think You Can Dance* en waren me niet vergeten. Ik zou zeggen dat dat me geen windeieren heeft gelegd. Nog een voorbeeld van de juiste plek, de juiste tijd, de juiste beslissing en een klein beetje geluk, ondanks mijn roekeloze en zelfvernietigende gedrag.

Toch sloeg ik ook heel wat kennismakingsverzoeken af. Tot op de dag van vandaag zijn mijn angst en zenuwen om met hoge piefen uit eten te gaan een obstakel voor mijn carrière. Wie weet wat ik allemaal heb gemist of hoe het had kunnen zijn, maar het lukte me gewoon niet over koetjes en kalfjes te praten. Dus liet ik heel vaak kansen lopen. Toen ik in Duitsland op tournee was met Kylie nodigde ze me na een van haar optredens uit voor een feestje. Zij en ik waren meer bevriend geraakt en dit was de eerste keer dat we buiten de repetities om zouden socializen. Het gaf me ook de kans om te gaan met andere beroemdheden, agenten en producers, om te netwerken en relaties op te bouwen. Maar toen ik eenmaal binnen was, voelde ik me zoals gewoonlijk heel ongemakkelijk. Ik stond daar twintig minuten lang stokstijf stil terwijl ik het geklets over me heen liet komen, werd door Kylie aan een aantal mensen voorgesteld, verontschuldigde me toen zo snel mogelijk en racete terug naar de tourbus. Een van Kylies assistenten ging een tijdje later naar me op zoek en betrapte me terwijl ik met een glas in de hand gepijpt werd door mijn vriendin. Ik knipperde niet eens met mijn ogen, stopte alleen een ongemakkelijk ogenblik en ging gewoon weer verder toen ze haastig verdween. Wonder boven wonder is daar nooit iemand op teruggekomen. Eigenlijk is het een wonder dat mijn carrière zo bleef stijgen, maar het is ook moeilijk om niet te denken aan wat ik nog meer had kunnen bereiken.

Na een aantal maanden van deze gekte waren we weer terug in Londen om ons voor te bereiden op de opname van een videoclip. Dat ging niet best. Het concept was nagenoeg onmogelijk uit te voeren, maar in plaats van eraan te werken en er proberen uit te komen met de creative director, probeerde ik er maar het beste van te maken. Hij wilde 'porno popping' (zijn woorden, niet de mijne). Popping is een dansstijl, maar de filmpjes die hij me vervolgens ter inspiratie gaf, bevatten én geen popping én geen porno. Ik had geen idee wat ik moest doen, maar probeerde er ook niet achter te komen wat hij voor ogen had. Dat is niet het gedrag van iemand die wil uitblinken in zijn vak. Wat het nog ingewikkelder maakte was dat Kylie niet naar de twee dansrepetities kwam. Het zag er dus niet goed uit. Toen ik die dag na de repetitie aan de bar van het hotel zat en al een paar drankjes achterover had geslagen, werd ik gebeld. Kylies assistent vroeg of ik naar Kylies huis kon komen om aan de choreografie te werken. Hoewel ik al vaker in zo'n situatie had gezeten, was ik verbaasd. Je hebt op zo'n moment niet veel keus. Nee zeggen kon echt niet; niet dat ik dat ooit zou hebben gedaan. Het was eerder dat ik al een aantal drankjes had gehad en als ze dat door zou hebben zou het er niet goed voor me uitzien. Normaal gesproken zouden die drankjes me in zo'n situatie hebben gekalmeerd, maar de kans dat ik door de mand zou vallen maakte me angstig. Alle mogelijke scenario's flitsten door mijn hoofd tot ik bij haar aanbelde. Na een vluchtige omhelzing bood ze me een glas wijn aan. Perfect! Na mijn gebruikelijke, valse weifeling accepteerde ik, proostten we en verliep de rest van de avond zonder een moment van angst. Als we eerder een band hadden opgebouwd, als ik al die tijd beter mijn best had gedaan en aan het vertrouwen tussen ons had gewerkt, was het misschien mogelijk geweest mijn twijfels over het idee van de videoclip kenbaar te maken en die te redden. Maar dat had ik niet, dus kon ik het niet. Kylie leerde later op de avond de choreografie uit haar hoofd en ik ging terug naar mijn hotel. In de twee dagen erna draaiden we de video, maar het concept, de choreografie en de regie werkten niet. De video was een flop.

Slechte keuzes en beslissingen, sommige door onvolwassenheid en andere door de alcohol, en die middelmatige videoclip brachten mijn jaar in Londen tot een einde. Op het moment zelf was ik echt teleurgesteld, maar eigenlijk was het een zegen. Het was zo gevaarlijk, hoe ik daar aan het feesten was. Ik had geluk dat ik er vrijwel ongeschonden wegkwam.

8. So You Think You Can Dance

Het beste wat me professioneel is overkomen, was misschien het slechtste voor mij persoonlijk, en toch had ik er niet enthousiaster over kunnen zijn. Ik leed al aan een angststoornis en aan een verslaving en zat midden in een identiteitscrisis. Ik was mezelf aan het verliezen. Als danser hield ik me op de achtergrond, als choreograaf achter de schermen. Dat was prima, het was nooit mijn plan of ambitie om voor de camera te staan. Toen werd er een idee geopperd voor een tv-programma in de Verenigde Staten dat gepitcht werd als *American Idol* voor dansers. Het programma zou bekend worden als *So You Think You Can Dance*. Het zou een zoektocht zijn naar de 'beste' danser van Amerika, wat na het eerste seizoen werd veranderd in 'favoriete' danser. Niemand wist precies wat het programma in zou houden, zelfs de producers niet, behalve dat het dansers en hun ongelofelijke talent en veelzijdigheid in de schijnwerpers zou zetten. Wat bleek, de bedenkers van het programma waren dezelfde producers voor wie ik een aantal jaren eerder in Londen had gewerkt. Ze belden me op, ik had een sollicitatiegesprek voor de functie van jurylid en choreograaf en binnen een paar maanden was ik twee keer per week te zien in een succesvol nationaal televisieprogramma met meer dan tien miljoen kijkers. Psychologisch gezien was ik hier slecht voor toegerust.

Natuurlijk hadden de producers dit niet kunnen weten, niemand had dit kunnen weten. Mijn cv sprak voor zich en ik kan me nog herinneren wat Nigel Lythgoe, de bedenker van het programma, me tijdens mijn sollicitatiegesprek vroeg: 'Hoe zou je reageren als je hard aan het knokken was om een danser te behouden en ik zei tegen je: "Nee, je ziet het verkeerd."' Ik keek hem recht in de ogen en zei: 'Ik zou zeggen: "Fuck off."' Hij glimlachte; hij vond het een goed antwoord. En ik mocht hem. Hij leek cool. Zijn creatieve aanpak wat betreft het programma en televisie in het algemeen was verhelderend en leerzaam, het was een voorrecht om deel van dat proces te mogen zijn. Hoewel ik het niet eens was met veel van de beslissingen die hij later nam of met de veranderingen die hij in het format doorvoerde, zal het me altijd bijblijven dat ik een bijdrage heb geleverd aan het opbouwen van dat tv-programma en kijk ik er heel dankbaar op terug. Natuurlijk zag ik in dat *So You Think You Can Dance* belangrijk voor me zou kunnen zijn, maar ik nam nooit de tijd om het in een context te plaatsen of het aan te pakken met een bepaald doel of een bepaalde bedoeling voor ogen. Het was gewoon het volgende dat op mijn pad kwam.

Een terugkerend thema in mijn leven en carrière was dat ik nooit van het moment kon genieten, of er dankbaar voor kon zijn, dus ook dat ik er nooit alles uit haalde wat erin zat, persoonlijk niet en professioneel niet. Als choreograaf voor dat programma heb ik nooit het onderste uit de kan gehaald. Ik was nooit de beste danser in de zaal en dat wist ik, maar ik was betrouwbaar, slim en een van de hardste werkers. Ik miste nooit een aanwijzing of een camera en wist hoe ik het publiek moest bespelen. Ik was er trots op dat ik zo makkelijk was om mee te werken. Zeg me waar ik moet staan, wat ik moet doen en ik doe het. Docenten en choreografen wisten dat en namen me daarom aan. Als choreograaf was ik van een ander kaliber. Mijn beginjaren als assistent en co-choreograaf en soms de enige choreograaf wierpen hun vruchten af. Creatief gezien bloeide ik op en logistiek gezien leerde ik de kneepjes van het vak. De verschillende uitdagingen die elke klus, groot of klein, met zich meebracht, waren spannend en hanteerbaar. Als ik terugkijk op de dansroutines die ik bedacht voor de leerlingen van mijn ouders' dansschool, gevolgd door de reclames, films en awards shows, dan ben ik trots op mezelf.

Toch begon op een bepaald moment mijn zelfvertrouwen af te nemen. Eerst waren het twijfels die opkwamen nadat ik een klus had afgerond, maar die twijfels drongen algauw door tot mijn creatieve proces. Voor ik er erg in had, kon ik niet eens meer danspasjes aan elkaar rijgen, laat staan complete delen van een optreden in elkaar zetten. Uiteindelijk kwam de dag dat ik me niet meer kon concentreren op wat ik in de repetitiezaal deed, maar alleen nog maar bezig was de zaal te observeren en me af te vragen of de dansers of producers tevreden waren. Ik kon geen klas vol kinderen meer lesgeven zonder mezelf continu te kwellen met de vraag of ze me goed vonden. Het werd zo erg dat ik zelfs de goedkeuring van een achtjarige nodig had. De laatste jaren van mijn choreografiecarrière hadden wel een paar lichtpuntjes, maar de meerderheid van mijn creaties flopte. Dan heb ik het over simpele dansroutines bij een amateurdansschool tot aan optredens bij *So You Think You Can Dance*. Er zijn maar weinig dingen die een succes waren en nu durf ik dat ook te erkennen. Het is niet zo dat ik dat toen niet wist, alleen zou ik het nooit aan iemand hebben toegegeven. Mijn zelfvertrouwen bereikte zo'n dieptepunt dat ik niet eens meer iets in mijn eentje, letterlijk alleen in een ruimte, kon creëren. Elke gedachte, elke impuls of beweging die ik had trok ik meteen in twijfel en verwierp ik, gevolgd door een stemmetje in mijn hoofd dat zei dat ik niet goed genoeg was. Er was maar één manier waarmee ik die stemmetjes het zwijgen op kon leggen… door drank. Gelukkig was ik ook creatiever als ik een paar drankjes ophad, of dat hield ik mezelf in ieder geval voor. Tot ik de volgende dag besefte dat wat ik gechoreografeerd had bagger was of ik het me überhaupt niet meer kon herinneren. Ja echt, dat is vaak genoeg gebeurd. In plaats van letterlijk en figuurlijk in de spiegel te kijken en uit te zoeken wat er in mijn hoofd en op de dansvloer gebeurde, vluchtte ik weg uit de dansstudio om te gaan drinken en verdrong ik de rampzalige dag. Dit deed ik keer op keer. Uiteindelijk ben ik gewoon gestopt met choreograferen. Ik gaf het op. Ik concentreerde me op het jureren. Daar was ik goed in, dat wist ik. Misschien wel het beste.

Mijn achtergrond en ervaring in verschillende dansstijlen gecombineerd met mijn opleiding in journalistiek en presentatie, maakten mij geknipt voor deze baan. Het ging me gemakkelijk af om in de jury te zitten, de dansoptredens te observeren en mijn gedachten helder en bondig te formuleren. Ik nam geen blad voor de mond, was eerlijk en opgewekt. Ik gebruikte mijn kennis over dans, maar verwoordde het op zo'n manier dat iedereen, dansers en niet-dansers, het kon en wilde begrijpen. Wat betreft de rol die ik in het programma speelde, daar had ik me al jaren op voorbereid. Inclusief de glimlach. Voor de camera in die rol kruipen was een eitje.

Het was een spannende tijd. Er was veel te doen rondom het programma, de kijkcijfers bleven maar toenemen en het leek of niets onmogelijk was. Ik werd continu gebeld door familie en vrienden en kreeg fantastische recensies voor mijn tv-optredens. Ineens werd ik regelmatig op straat herkend. In die tijd liep ik ook Wade weer tegen het lijf. We waren nonchalant en respectvol, gingen samen met een paar andere mensen uit eten, maar lieten het daar verder bij. Aangezien ik nog steeds verslaafd was, had ik mijn rol in de ondergang van onze vriendschap en werkrelatie nog niet ingezien, laat staan geanalyseerd. We maakten wat oude grappen, en ik was echt blij om hem weer te zien. Ik miste onze vriendschap, maar zou dat nooit hardop hebben durven uitspreken. We bleven op de oppervlakte en gingen ieder onze eigen weg. Een gemiste kans.

De positieve dingen in mijn leven – mijn carrière, financiën, netwerk, kansen – zagen er allemaal heel goed uit. Helaas gingen ze gepaard met negatieve dingen: angst, drank, mezelf verliezen. En hoe beter de positieve dingen gingen, hoe slechter de negatieve. Ik werkte hard, maar feestte nog harder. Er werd zelfs een beetje gefeest bij het programma zelf. De producers wilden dat de juryleden zich op hun gemak voelden en losjes waren, dus als je iets lekkers wilde in de grote beker voor je op tafel, dan schonken ze dat met alle liefde in. Niet iedereen deed mee, en sommigen meer dan anderen (kijk de oude afleveringen maar eens terug). Ik zei nooit 'nee' en waardeerde het opwarmertje, maar ik had echt wel wat meer nodig om op gang te komen. Gelukkig werd er behalve in het Amerikaanse programma nergens anders drank geserveerd. Hoewel ik dat jammer vond, was het uiteindelijk wel beter voor mijn carrière.

Wat betreft het Amerikaanse programma vond ik mijn baan

echt geweldig. Het onderdeel waarbij ik actief op camera jureerde was fantastisch. Maar bij de studio aankomen voor de opnames, met fans omgaan en achter de schermen met mensen staan praten, was fnuikend. Dat nam zoveel weg van het plezier en de oprechte liefde die ik voelde voor het programma. Voor en na de opnames bracht ik zoveel mogelijk tijd door in mijn kleedkamer. Afgezien van een paar mensen wilde ik zo min mogelijk interactie met anderen. Niet dat ik de mensen met wie ik werkte niet aardig vond – over het algemeen vond ik dat wel. Ik voelde me gewoon niet op mijn gemak. Wat ik ook zei, hoe ik me ook gedroeg, waar ik ook stond, het voelde allemaal verkeerd aan. Tijdens de opnames zelf kon ik jureren en dat was makkelijk. Ik was ontspannen, in mijn element en hoefde niet op mezelf te focussen maar op anderen, en kon mijn kennis en bekwaamheid inzetten om te communiceren. Alle aandacht was op de dansers gericht, zij werden beoordeeld, niet ik. Mijn werk deed ik echt goed en ik vond het leuk om op tv te zijn. Ik vond het leuk dat mensen mijn naam en gezicht kenden. Het gekke was dat Dan Karaty, het jurylid, heel kalm en zelfverzekerd tegen miljoenen mensen kon praten zonder ook maar met zijn ogen te knipperen. Dan Karaty, de man, kon niet eens een normaal gesprek met iemand voeren op weg naar zijn kleedkamer zonder dat zijn hart in zijn keel klopte. Na de opnames haastte ik me terug naar de kleedkamer, ademde diep uit en nam een drankje. Een of twee drankjes later verminderde de angst en kon ik weer tevoorschijn komen. Maar dan was er ook geen houden meer aan.

Met een grote glimlach op mijn gezicht en een kalme tred vertrok ik dan, emotioneel totaal uitgeput. Vanaf het moment dat ik uren eerder de studio was binnengegaan, raasden de gedachten al door mijn hoofd, goede en slechte dingen, hoogte- en dieptepunten, angsten en rusteloosheid. Het was duidelijk dat het allemaal erg snel was gegaan in mijn leven. Van dansdocent die cool probeerde te zijn was ik danser in LA geworden en daar aangekomen onmiddellijk geswitcht naar choreograaf. En nu was ik ineens op tv! Hoewel ik zo bang was dat ik dacht dat mijn hoofd zou ontploffen, lukte het me zonder enig probleem iedereen om me heen ervan te overtuigen dat ik het prima aankon. Na de opnames was ik eerst nog helemaal opgefokt en high, maar daarna deden de drankjes hun werk en bedaarden mijn zenuwen. Ik wist precies waar dit heen ging en hoe de nacht zou eindigen, en ik had daar vrede mee. Ik zat tenslotte in *So You Think You Can Dance*! Moet je mij zien. Moet je zien hoe goed het met me gaat. Ik ben op televisie, ik ben supergewild, ik verdien bakken met geld. Als er iemand verdomme uit mag gaan, dan ben ik het wel. Ik heb er recht op me te bezatten. Dat hoorde ik in mijn hoofd, mijn eigen kutstem. Alsof ik er het volste recht toe had.

Tijdens mijn studiejaren waren er soms momenten dat ik twijfelde aan mijn overmatige drankgebruik. Maar ik rechtvaardigde het door te denken dat ik jong was en gewoon de bloemetjes buitenzette. Daarna, in LA, erkende ik in die eerste jaren na een heel slechte nacht dat ik misschien een probleem had en dat ik er moeite mee had sociaal te zijn zonder drank op. Maar ook dat rechtvaardigde ik en schoof ik ter zijde door naar mijn carrière pad te kijken. Zodra ik het gevoel kreeg dat ik er recht op had, veranderde alles. Het was geen arrogantie, het was oprecht de gedachte dat ik vanwege mijn werk en alles wat ik had bereikt niet maar één drankje verdiende, maar zo veel drank als ik wilde. Wat konden mij de gevolgen schelen, ik ging als een speer! *So You Think You Can Dance* werd, net als ik, steeds populairder, dus ging ik steeds meer drinken. Er was geen reden om daarbij stil te staan.

Door de jaren heen heb ik veel verschillende dingen gehoord over mijn werk als jurylid voor *So You Think You Can Dance*. Ik ben de *nice guy* genoemd, meedogenloos eerlijk, en er is gezegd dat ik alles mooi laat klinken, ook als het hard was wat ik zei. Mia Michaels (een mede-jurylid) zei een keer dat ik als een klootzak in die stoel zat! Dat heb ik altijd een hele goeie gevonden. Sommigen vonden me grappig, anderen arrogant, en een paar zeiden zelfs dat ik knap was. Wat ik het meeste hoorde, van familie, vrienden en onbekenden van over de hele wereld, was dat ik zo natuurlijk en authentiek overkwam. Dat was altijd heel opbeurend en geruststellend. De keerzijde was dat ik me in mijn dagelijkse leven allesbehalve dat voelde.

9. Verdoofd

Lange tijd schrok ik er bepaald niet voor terug om over de lange lijst vriendinnen en scharrels in mijn leven te praten. Ik wil niet zeggen dat ik er trots op was, maar schamen deed ik me er zeker niet voor en spijt had ik ook niet. Ik dacht dat het aanvaardbaar was, en niemand sprak me tegen. Wat ik op veertien-, vijftienjarige leeftijd gewoon 'typisch pubergedrag en nieuwsgierigheid' vond, escaleerde al snel in de laatste jaren van de middelbare school. Ik geef alcohol niet de schuld en gebruik het ook niet als een excuus voor mijn nonchalante houding ten opzichte van seks in die jaren, dat zou te makkelijk zijn, maar het is geen toeval dat mijn alcoholgebruik en het aantal bedpartners evenredig toenamen. Tijdens mijn studie en tussen mijn twintigste en dertigste veranderde dit gedrag niet. Ik reisde in het weekend al door heel de VS en ontmoette vrouwen op verschillende plekken. Net zoals ik me nooit bezighield met de gevolgen van mijn drankgebruik, hield ik ook nooit rekening met de gevoelens van de vrouwen met wie ik ging. Veel van hen hielden ook geen rekening met mijn gevoelens, maar hoe zat het met degenen die wel om me gaven? Het is gek, vooral omdat ik zo hecht ben met mijn moeder en zussen en mijn vader mijn moeder altijd met respect behandelde, dat ik niet hetzelfde respect had voor de andere vrouwen in mijn leven. Ik was zo egocentrisch, alleen maar bezig met mijn eigen behoeften, en blind voor het effect van mijn gedrag op die vrouwen.

Van al die scharrels tussen mijn twintigste en dertigste waren er maar een paar met wie ik een relatie kreeg. Ik ben deze vrouwen serieuze excuses verschuldigd, omdat ze allemaal beter verdienden. Elke relatie had zijn eigen ongemak en obstakels, maar mijn egoïstische, manipulatieve gedrag was altijd hetzelfde. Ik deed of ik ze adoreerde en gaf ze mijn tijd, liefde en aandacht, om ze vervolgens te verlaten en andere vrouwen te zoeken of, erger nog, stiekem vreemd te gaan en dan terug te komen wanneer het mij uitkwam en mezelf weer naar binnen te kletsen.

Verdrietig genoeg was er een vrouw die me zoveel heeft gegeven, maar er alleen misleidende gesprekken en loze beloftes voor terugkreeg. Ik was zo onverschillig, maakte zo achteloos misbruik van haar gevoelens, het was pure manipulatie. Het maakt me misselijk het nu allemaal op te schrijven, maar ik geef haar de schuld dat ze de dronken Dan te veel tolereerde. Echt waar. Ze was slim, mooi, leuk, succesvol, maar veel te tolerant ten opzichte van dronken Dan. Dat was haar grootste fout! Ze wees me nooit op mijn excessieve drink- en feestgedrag, trok het nooit in twijfel. Of ik nu dronken was of nuchter, ik hield van haar; ik hield echt van haar. Hoewel ik me niet kan herinneren dat ik dat ooit tegen haar heb gezegd. Drinken is wat we het vaakste samen deden. Lunchen, uit eten, nachtclubs, spontane reisjes naar Las Vegas, we deden het allemaal en we hadden veel plezier. Maar ik was zo achterbaks, en ik heb haar of ons nooit echt een kans gegeven. Soms hadden we het over de toekomst, over het krijgen van kinderen, en dan ging ik ervandoor. Tot ik op een dag weer terugkwam en zij me weer binnenliet, maar uiteindelijk kwam ik niet meer terug. Waarom niet? Omdat ik trouwde. Niet met mijn vrouw, Natasha, maar met iemand anders.

Mijn eerste vrouw en ik hadden bijna tien jaar lang een knipperlichtrelatie. We hielden van elkaar, hadden onze ups-and-downs, maar hebben vooral ook samen heel veel plezier gehad. Zoals zo veel jonge stellen maakten we het uit en gingen we allebei onze eigen weg om uiteindelijk weer bij elkaar te komen. Soms ging ik achter haar aan en soms kwam ze achter mij aan, maar dat maakte nooit uit. Na voor de zoveelste keer weer bij elkaar te zijn gekomen, besloot ik dat we ons moesten verloven. Laat ik heel duidelijk zijn, zij had het nog nooit voorgesteld, niemand had het ooit geopperd. Dit was helemaal mijn eigen besluit, al had ik er helemaal niet goed over nagedacht. Er waren zelfs een aantal mensen in mijn leven die eerlijk zeiden dat ik het niet moest doen, maar die nam ik niet serieus, ik ging er niet eens op in. Toen ik haar vader om zijn zegen vroeg, moest hij in eerste instantie grinniken en vroeg me of we het überhaupt besproken hadden. Hij was er overduidelijk niet van overtuigd dat ze ja zou zeggen. Waarom zette ik een stap waar ik helemaal niet klaar voor was en waar ik lang niet volwassen of verstandig genoeg voor was? We waren al zo lang samen dat het gewoon de logische vervolgstap leek. Dat is de enige reden die ik kon bedenken. Niet bepaald een recept voor succes. We hadden helemaal niets besproken! Het leven, carrièredoelen, waar we zouden wonen, kinderen, niets. En toch zei ze ja.

Het was het voorjaar van 2006 en het leven kabbelde voort. Sommigen zouden zeggen dat het niet beter kon. Ik was verloofd, verdeelde mijn tijd tussen New York en Los Angeles, was continu onderweg en was net ingehuurd om de nieuwe film van Hugh Grant en Drew Barrymore, *Music and Lyrics*, te choreograferen. Wat een gigantisch plezier was het om samen aan dat project te werken. Zonder twijfel de leukste groep mensen met wie ik ooit had gewerkt. Van de regisseur, de assistent-regisseurs, de producers en de cast tot aan de hele crew, iedereen. Als er ooit een tijd had moeten zijn om me relaxed te voelen op mijn werk, dan was het met deze mensen. Toch vluchtte ik weg en verschool me zodra ze me niet meer nodig hadden en ik kwam pas weer tevoorschijn als het tijd was om weer een van mijn scènes te draaien. De scènes waarbij ik het geluk had betrokken te zijn waren hilarisch, ik werkte met een fantastische groep dansers en Hugh choreograferen was moeilijk maar leuk. Hij en ik brachten heel wat dagen samen in de studio door om erachter te komen wat voor hem goed voelde als het ging om het zingen en dansen als een jarentachtigpopster. Op sommige dagen had hij het echt moeilijk, maar uiteindelijk deed hij het geweldig. Er is een dag in het bijzonder die ik me heel scherp voor de geest kan halen, maar ik betwijfel of hij het zich kan herinneren. Ik weet niet meer hoe hij die dag danste of zelfs aan welke scène we werkten. Maar ik herinner me ons gesprek.

Ik was op hem aan het wachten in de studio in Manhattan waar we meestal repeteerden. Zoals altijd maakte ik er een punt van er vroeg te zijn zodat hij nooit op me hoefde te wachten. Zodra hij binnenkwam, zag hij dat ik een heftige avond had gehad. 'Je ziet er lamlendig uit,' zei hij. Ik lachte en beaamde dat hij dat goed had gezien. Ik vertelde dat ik uit was geweest met wat vrienden en dat de nacht iets heftiger was geworden dan verwacht. In plaats van meteen aan het werk te gaan zoals hij normaal deed, ging hij zitten en begon te kletsen. Hugh wist dat ik binnenkort ging trouwen omdat we het daar een paar weken eerder kort over hadden gehad. Na een paar vragen over de vrienden met wie ik was uit geweest en waar we naartoe waren gegaan, vroeg hij me uit het niets of ik gelukkig was. Ik weet nog dat ik verbijsterd was door de vraag. Ik bedoel, natuurlijk was ik gelukkig. Waarom zou ik niet gelukkig zijn? Hij vervolgde door te vragen waarom ik ging trouwen en hoe ik wist dat dit het goede moment was. Het gesprek leidde toen naar de vraag wat ik in het algemeen wilde in het leven. Ik kon hem geen goed antwoord geven. Hugh was altijd beleefd en zei er niets over, maar we wisten het allebei. Zijn vragen waren simpel en voor de hand liggend, mijn antwoorden waren onsamenhangend en onduidelijk. Toen beantwoordde hij die vragen voor zichzelf, op een bondige en heel eerlijke manier. Ik weet niet of hij dat deed om mij te helpen of dat hij voor zichzelf iets uit te zoeken had, maar het zette me in elk geval wel aan het denken. Het is raar dat een buitenstaander mij die vragen moest stellen. Ik vermoed dat ik er zo ontzettend goed in was om de waarheid te verbergen en mezelf neer te zetten als iemand die het allemaal voor elkaar had, dat het bij niemand opkwam me ernaar te vragen. Ik moet die ochtend kwetsbaar zijn geweest of iets hebben blootgegeven dat Hugh toen heeft opgepikt. Misschien heeft hij een goede intuïtie of misschien waren het logische vragen, maar niemand in mijn omgeving had dat ooit gedaan.

Niet dat het iets uitmaakte. In die fase van mijn leven leidden zulke momenten nooit ergens toe. Ik had die avond naar huis moeten gaan en alles moeten analyseren. Waarom ging ik trouwen? Mijn gedrag was beslist geen aanklacht tegen haar. Ze was een fantastische vrouw, ik was alleen helemaal niet klaar voor het huwelijk, was in de greep van mijn verslaving, en kon mijn gevoelens totaal niet uiten, niet bij haar, bij niemand niet! Het was mijn gewoonte de makkelijkste weg te kiezen en grote veranderingen en confrontaties uit de weg te gaan, dus deed ik niets. Ik bewonderde Hugh tijdens onze samenwerking om zijn gevatheid en talent, maar ook zijn bereidheid om eerlijk tegen me te zijn. Hij had er geen moeite mee te vertellen waar hij op dat moment stond in zijn leven en wat hij wel en niet wilde. Ik op mijn beurt kon dat helemaal niet. Ik ging niet eens het gesprek aan met mezelf, laat staan met iemand anders. Hugh zette me aan het denken, maar dat kan gevaarlijk zijn als je de gedachten en gevoelens die daardoor opkomen alleen maar dieper begraaft. Man o man, de maanden die daarop volgden werden behoorlijk heftig en donker voor me. Had ik die simpele, maar broodnodige vragen van Hugh gewoon beantwoord, dan had dat mij en de mensen om me heen misschien heel wat verdriet bespaard. In plaats daarvan hield ik alles zoals gewoonlijk heel zakelijk en blonk professioneel gezien zelfs uit. Maar persoonlijk zakte ik steeds dieper weg en was ik er tegen niemand eerlijk over. Niet tegen de vrouw in mijn leven, niet tegen mijn beste vriend en assistent die altijd bij me was en niet tegen mijn familie. En toen vond ik een nieuwe manier om mezelf te verdoven, letterlijk. Cocaïne.

Laten we hier meteen ter zake komen: ik zou waarschijnlijk ook drugsverslaafd zijn geweest als ik niet zo'n 'freak' was als ik drugs gebruikte. Gelukkig was er gewoonweg geen manier om te verbergen dat ik coke had genomen. Ik knarste met mijn tanden, wreef in mijn handen en mijn ogen puilden uit. De rillingen lopen over mijn rug als ik eraan denk hoe ik eruitgezien moet hebben voor de mensen die er toen bij waren. Zo verdomde gênant. Niet dat ik het niet wist, maar cocaïne gaf me dezelfde verdovende verlichting als alcohol waardoor ik mezelf kon achterlaten, en het effect was onmiddellijk. Mijn verlangen naar dat gevoel was sterker dan de schaamte om hoe ik eruitzag. Goddank was het niet zo makkelijk verkrijgbaar als alcohol, durfde ik er niet naar op zoek te gaan en was ik een freak!

Op een nacht tijdens een van mijn bezoekjes thuis in New Jersey ging ik na heel wat uurtjes samen in een bar gedronken te hebben met een van mijn vrienden mee naar huis. We waren alleen en hij haalde heel nonchalant een pakje cocaïne uit z'n zak tevoorschijn en legde een paar lijntjes op tafel. Ik moet toegeven dat ik verbaasd was. Moet je nagaan, al die feestjes, mensen en plekken in New York, Los Angeles en Londen, en nog nooit was ik met cocaïne geconfronteerd. Wiet was sinds de middelbare school altijd te vinden, maar ik hield er niet van het te roken. Ten eerste hield ik sowieso niet van roken, of het nu om sigaretten, sigaren of joints ging. Ten tweede werd ik paranoia van wiet. Ik bedoel niet dat ik een beetje zenuwachtig of neurotisch werd, maar echt het van voor naar achter schommelende, ik-kan-het-huis-niet-uit-en-in-contact-met-andere-mensen-komen soort paranoia. Dus wiet was geen optie. Er was wel een korte periode tijdens mijn studie en toen ik voor in de twintig was dat ik ecstasy nam en dan uitging, maar dat duurde niet lang. Ik had cocaïne altijd als iets smerigers beschouwd. Maar laten we eerlijk zijn, ik was nu ook smeriger. Mijn vriend had dan ook niet veel overredingskracht nodig om mij die nacht een paar lijntjes te laten snuiven. En dat, zoals ze zeggen, was dat. Mijn onmiddellijke hang naar cocaïne was gevaarlijk en ik wist dat dit een probleem kon worden. Het weerhield me er niet van. Alcohol hielp me mijn angsten en zenuwen te onderdrukken, maar cocaïne gaf me zelfvertrouwen. Na een paar lijntjes was ik niet meer die vent die in z'n eentje in een hoekje aan de bar zat, maar had ik zin om te praten. Ik had geen remmingen meer, voelde me een ander mens. Die nacht heb ik mijn vriend dingen over mijn leven verteld die ik nooit eerder met iemand had gedeeld. En we waren niet eens zulke goede vrienden. Simpel gezegd voelde ik me eindelijk zoals de man die ik al zo lang had gespeeld. En ik gedroeg me ook zo: cool, zelfverzekerd, beheerst – maar dat was ik allesbehalve.

Het duurde niet lang voor ik me realiseerde hoeveel mensen om me heen ook coke gebruikten. Op de een of andere manier was ik me er nooit bewust van geweest. Voor ik het doorhad, was ik coke aan het snuiven met vrienden in LA, in New York en als ik naar huis ging in New Jersey. Het was niet zo gewoon als drinken, maar ik heb het veel vaker gebruikt dan ik had moeten doen. Ik verborg al hoeveel alcohol ik dronk, maar cocaïne was een ander monster, het veranderde me in een ander monster. Zoals ik al heb gezegd, kon ik niet verbergen dat ik high was, dus verborg ik mezelf gewoon. Ik ging me terugtrekken. Dat vond ik niet leuk om te doen, maar hoe ik me voelde vond ik heerlijk. Alle zenuwen, angsten en onzekerheden waar ik dagelijks van 's ochtends vroeg tot 's avonds laat mee rondliep, waren binnen een paar snuifjes verdwenen. Zo simpel was het, zo makkelijk, om me te voelen zoals ik me wilde en hoorde te voelen, maar zo ontstaat de verslaving. De feestganger wordt 's morgens wakker, voelt zich belabberd, doet iets aan z'n kater en gaat door met z'n dag. De verslaafde is meteen gefixeerd op het krijgen van het volgende shot. Nu dacht ik niet alleen meer aan het volgende drankje, maar ook wanneer ik weer een snuif of lijntje kon doen. In de wc van een bar, op de achterbank van de auto van een drugsdealer, of in mijn eentje in de woonkamer. Op al die momenten voelde ik me down en walgde ik van mezelf. Niets weerhield me ervan. Het is ontzettend frustrerend om op terug te kijken omdat het zo overduidelijk is dat hoe beter ik me door de coke voelde, hoe erger mijn angsten de volgende dag waren. Ik had nu nóg meer 'medicatie' nodig, maar het veranderde me in een freak en ik wist dat ik zo niet kon doorgaan. Ze zouden erachter komen. Dat verergerde de angst nog meer waardoor ik het niet meer in de hand had. Het was een vicieuze cirkel waar ik in vastzat. Ik had hulp nodig, maar ik zette gewoon mijn schouders eronder en ploeterde door, gevangen in mijn hoofd. Hoe ziek dit ook mag klinken, ik had wel door dat ik mijn overmatige drankgebruik aankon en mijn cocaïnegebruik niet. Ik had mezelf ervan overtuigd dat ik kon omgaan met de drank. Wat voor nacht ik ook had gehad, ik kon altijd opstaan, naar de sportschool gaan, de dag met een glimlach tegemoet treden en mijn verplichtingen nakomen. Cocaïne maakte me bang. De effecten ervan, zowel geestelijk als lichamelijk, waren moeilijk in toom te houden.

En toen gebeurde het volgende. Voor de opnames van een aflevering van *So You Think You Can Dance* in Los Angeles zat ik in mijn kleedkamer. Ik had een klein pakje cocaïne in mijn tas dat ik na de show met een paar collega's wilde gebruiken. Zoals altijd probeerde ik mijn zenuwen in bedwang te krijgen door mezelf een peptalkje te geven voor ik de studio inging. Vijf ellenlange minuten dacht ik aan dat pakje in mijn tas en wikte en woog ik of ik wel of niet een lijntje moest nemen. Want als ik high was sprak ik zo zelfverzekerd en kon ik de menigte om me heen zo goed aan; ik zou de ster zijn die ik al die tijd had moeten zijn. Een lijntje kon geen kwaad, ik zou me op m'n best voelen.

Ja, dat is de waanzin in mijn hoofd waartegen ik vocht. Het is dezelfde waanzin die me er in zo veel verschillende situaties toe aanzette van alles te doen. Noem het een flits van helderheid, de tussenkomst van God of wat je maar wilt, maar na een innerlijke strijd besloot ik het uiteindelijk niet te doen, goddank. Dat zou carrièremoord zijn geweest. De freakshow op de nationale tv. Mama en papa zouden zo trots zijn geweest. Tjonge jonge! Ik heb nooit meer coke mee naar de studio genomen, maar ik heb het later die avond wel gebruikt.

Na een tijdje met collega's van de show te hebben gefeest, ging iedereen een eigen kant op en belandde ik in een jacuzzi met een meisje dat ik kende uit New Jersey. Tot op de dag van vandaag weet ik niet of er mensen om ons heen waren die mij herkenden van tv of dat ik uit mijn plaat ging en paranoia was. In ieder geval kwam de freak die ik al kende weer tevoorschijn en moest ik me verbergen, dus hielp ze me weg te komen. Stel je voor dat dat tijdens de show was gebeurd. Stel je voor dat wat het ook was dat me tegenhield dat niet had gedaan, ik een of twee lijntjes had gesnoven en die reactie op de nationale televisie had gehad. Het geeft me nog steeds te denken.

Sinds die nacht heb ik nog meerdere keren cocaïne gebruikt, maar door de jaren heen nam de frequentie flink af. Elke keer dat ik het deed voelde ik me smerig, en toch stopte ik er niet mee. Uiteindelijk kocht ik het niet zelf meer, raakte ik het alleen nog aan als het me werd aangeboden, en het hing er ook altijd van af wie er nog meer bij was. Het verlangen naar het gevoel dat die verdomde drug me gaf, zorgde ervoor dat ik me in veel te veel compromitterende situaties begaf. Ik maakte ruzie met mijn geliefden. Soms werd ik wakker met al mijn kleren nog aan, soms helemaal naakt, maar altijd met de vraag hoe ik daar terecht was gekomen. Iedere ochtend had ik spijt van de voorgaande nacht, om er vervolgens weer naar op zoek te gaan. Uiteindelijk, na heel wat jaren, stopte ik ermee. Ik wou dat ik kon zeggen dat dat ook voor de alcohol gold.

Bijna een jaar lang dronk ik en gebruikte ik meer cocaïne dan ik ooit had of heb gebruikt, terwijl mijn verloofde onze bruiloft plande. Ik was achtentwintig, mijn carrière zat in de lift door *So You Think You Can Dance*, ik reisde, feestte en ging vreemd. We woonden samen in New York, maar ik moest voor mijn werk naar LA en plakte daar dan wat dagen aan vast. Heel wat weekenden was ik onderweg om les te geven op een dansconventie. Het maakte niet uit waar ik was, ik werd 's avonds sowieso dronken en ging soms met iemand anders naar bed. De meeste meisjes om me heen kende ik en met veel van hen had ik iets gehad. Twee nachten voor onze bruiloft ging ik tot zonsopgang uit met een paar vrienden van de middelbare school. Zoals we gewend waren, begonnen we in een bar, dronken veel te veel, bestelden wat coke en gingen toen samen naar het huis van een vriend. De nacht vloog om, de zon kwam al op en wij waren nog steeds bezig. Het wordt nog erger. Op mijn huwelijksnacht, na een prachtige ceremonie en receptie, zaten we met onze beste vrienden op onze hotelkamer en verloor ik het bewustzijn. De volgende dag en nacht brachten we door in een hotelkamer van drieduizend dollar per nacht die uitkeek op Central Park, en ook dat eindigde in bewusteloosheid. Toch stond ik om zes uur 's morgens op om naar mijn werk te gaan op de filmset van Hugh Grants romantische komedie. Mijn houding was: 'alsjeblieft, bemoei je niet met mijn gedrag'. Onze eerste (en laatste) kerst samen stond ik op kerstavond strak van de coke en was ik eerste kerstdag straalbezopen, terwijl ik vocht tegen de coke-kater. Ik voelde me ellendig, gevangen in een situatie die ik zelf had gecreëerd en was te zeer een lafaard om er op een fatsoenlijke manier uit te komen. Zes maanden later gingen we uit elkaar.

Tot een paar jaar terug rechtvaardigde ik dat door te zeggen dat ik ons beiden daarmee een plezier had gedaan. Ik heb haar zeker geen plezier gedaan. Het was mijn idee om te trouwen! Ik had haar een groter plezier gedaan door haar überhaupt niet mee te slepen in die bagger. Dat verdiende ze simpelweg niet. Ik pretendeer niet te weten of te begrijpen hoezeer ik haar gekwetst of beschadigd heb, maar ik weet wel dat ik het niet met een simpel 'sorry' kan oplossen. Als ik terugkijk op mijn egoïsme en hoe ik haar op allerlei manieren negeerde, dan kan ik me nauwelijks voorstellen dat ik iemand zo zou kunnen behandelen. Helaas deed ik dat wel. Ik deed het, ik alleen, en ik heb er vreselijke spijt van. Nogmaals, ik kan het niet veranderen of oplossen, ik kan het alleen gebruiken als een frappant voorbeeld van mijn gedrag toen ik midden in mijn verslaving zat en als een geheugensteuntje waarom ik nooit meer terug moet willen naar hoe het was. Het schuldgevoel, de schaamte en de spijt die ik associeer met die periode in mijn leven, draag ik al jaren met me mee. Ik ben veel te lang bezig geweest met proberen die fase en de gevoelens die erbij hoorden weg te stoppen. Ik moest ze confronteren en ze aanpakken, maar dat kon ik pas toen ik jaren later naar de afkickkliniek ging. Alleen toen realiseerde ik me dat als ik wilde afkicken het belangrijk en noodzakelijk was om erover te praten, om het te verwerken en om te proberen het goed te maken. Maar op dat moment was een afkickkliniek het laatste waar ik aan dacht.

10. Meer dan een manager

Hij is de meest intelligente, frustrerende, eigenwijze, uitdagende, koppige persoon die ik ken. Ook heeft hij 99 procent van de tijd gelijk, wat gewoonweg irritant is, maar troost biedt in tijden van crisis. Normaal gesproken is hij in een gesprek al twee stappen verder dan de anderen, waardoor het vrijwel onmogelijk is een debat van hem te winnen. Hij is mijn manager, agent, zakenpartner, en ja, beste vriend. Hij is verantwoordelijk voor een groot deel van mijn succes. O ja, hij heeft me ook aan mijn vrouw, Natasha, voorgesteld. Hij heeft duidelijk een heel grote rol in mijn volwassen leven gespeeld. Toevallig is hij ook degene die het meest in me gelooft.

Michael Sanchez heeft zijn eigen verhaal te vertellen, en wat een klap in het gezicht van velen zal dat zijn, maar ik zal vertellen hoe hij in het mijne past. We hebben elkaar op de set van het eerste seizoen van *So You Think You Can Dance* in de VS ontmoet. Hij was de manager van de presentatrice van de show, Lauren Sanchez, zijn zus. Zij en ik flirtten met elkaar, hij en ik werden dikke vrienden. Na de shows gingen we samen uit om te feesten met de andere juryleden en choreografen en hadden over het algemeen een geweldige tijd. Vlak voor het begin van het tweede seizoen, toen we in LA aan het lunchen waren na een show, stelde hij me voor aan zijn beste vriendin, Natasha. Michael drong er tevergeefs bij me op aan niet achter haar aan te gaan. Hij wist wat er zou gebeuren als we een gesprek zouden aanknopen en hij had gelijk. Sindsdien zit hij tussen ons in gevangen. Natasha en ik waren vanaf onze eerste ontmoeting onafscheidelijk, dus waren Michael en ik continu in elkaars gezelschap en natuurlijk praatten we ook over de showbusiness. Hoewel ik tot die tijd werd gemanaged door Teresa, een fantastische, intelligente vrouw, hadden Michael en ik onophoudelijk creatieve gesprekken waar ik op voort wilde bouwen, dus duurde het niet lang voor ik hem vroeg me te managen. Zijn antwoord was: 'Ik ga je helpen omdat ik denk dat ik dat kan, maar we zijn boven alles vrienden. Zodra onze werkrelatie een probleem wordt voor ons of voor Natasha, stop ik ermee.'

Zoals met alle langdurige vriendschappen en werkrelaties is het op en neer gegaan, maar onze vriendschap heeft altijd op de eerste plaats gestaan. Dat geldt voor Natasha en mij, Michael en zijn man Casey. We zijn al sinds 2006 bevriend. Onze werkrelatie is niet zonder strubbelingen geweest. Er zijn heel wat keren geweest dat ik Michael door de telefoon heen heb willen wurgen en ik weet zeker hij mij ook. Dat is niet alleen een grappige manier om te zeggen dat we wel eens ruzie hadden. We zouden elkaar misschien echt naar de keel hebben gegrepen als we tegenover elkaar hadden gestaan. Dat zou een eerlijk gevecht zijn geweest tussen twee stijfkoppige, gelijkwaardige tegenstanders. Gelukkig koelden we altijd weer af, hoe heftig de meningsverschillen ook waren. Hij vindt het heerlijk om mij eraan te herinneren dat hij de enige is die 'nee' tegen me zegt, die zegt dat ik het verkeerd heb. Dat is misschien wel waar, maar het gaat gepaard met dit belangrijke feit: zeggen dat Michael in me gelooft is een belachelijk understatement. Dat ik in de Amerikaanse versie van *So You Think You Can Dance* ben gebleven, kansen heb gekregen in Canada, IJsland en Australië en mijn carrière in Nederland en België heb kunnen opbouwen, komt allemaal doordat Michael voor me heeft gevochten. Natuurlijk was het mijn taak om mijn werk goed te doen toen ik eenmaal in die shows zat, maar hij zorgde dat ik de mogelijkheid kreeg. Hij zette me af tegen elk ander jurylid, in elke andere show, in elk ander land, dat maakte hem niet uit. Hij vertelde waarom ik beter was dan de rest, en meende het nog ook. Dit waren niet gewoon praatjes die hij bezigde in pitches of onderhandelingen. Privé zei hij me dezelfde dingen. Michael vond dat ik een kans moest krijgen om te laten zien wat ik kon en wist dat ik me zou bewijzen. Hij heeft altijd in me geloofd, meer zelfs dan ik in mezelf. Ken je die scène in *Jerry Maguire* wanneer sportagent Tom Cruise zijn cliënt Cuba Gooding smeekt 'laat me je helpen jezelf te helpen!'? Zo zijn Michael en ik precies. Hij smeekte me altijd naar buiten te treden en mezelf een beetje te promoten, hem te helpen mezelf te helpen, maar ik deed het nooit. Ik was te bang, maar durfde hem niet te vertellen waarom. Dus ploeterde hij in zijn eentje verder en bleef vechten voor de vent in wie hij geloofde.

Die keren dat we ruziemaakten, bleef ik wrokkig naar Michael toe, maar sinds ik ben gaan afkicken, begrijp ik dat het mijn verslaafde brein was dat hem de schuld gaf van dingen die ik zelf in de hand had. Geen van beiden zijn we perfect, maar het was moeilijk voor me om mijn eigen aandeel in onze ruzies te zien. Als iets niet lukte bij een pitch voor een televisieprogramma, tijdens onderhandelingen of bij een pr-evenement, dan gaf ik vooral hem de schuld en nam zelf geen verantwoordelijkheid. Dat doe ik niet meer. Ten eerste probeerde hij me altijd te helpen en deed hij wat hij dacht dat het beste voor me was, ook al zei het stemmetje in mijn hoofd iets anders. Maar, en dit is van belang, hij deed alles zonder de beschikking te hebben over alle informatie, omdat ik hem nooit had verteld over mijn angststoornis of over het alcoholisme waaraan ik leed en dat me in zijn greep had. Hij was gefrustreerd omdat hij mijn potentieel zag en moest aanzien dat ik dat nooit bereikte. Zijn smeekbede hem te helpen mij te helpen was zijn wanhopige vraag om iets te doen, wat dan ook, om een kentering teweeg te brengen. Ik kon het niet en ik deed het niet. Uiteindelijk vocht hij dan weer voor een nieuw programma, een evenement of zelfs een film, en als ik er eenmaal zat dan deed ik wat ik moest doen, maar niet voor hij me er aan mijn haren naartoe had gesleept. En dat bleef hij doen.

Sinds ik hem had leren kennen en totdat ik nuchter werd, leunde ik op Michael voor bijna elke belangrijke beslissing die ik moest nemen. Dan heb ik het over zowel persoonlijke als zakelijke beslissingen. Mijn verslaving en angststoornis gingen gepaard met een ernstige vorm van analyseverlamming. Tijdens mijn verslaving vroeg ik Michaels pijnlijk eerlijke advies over alles wat met werk te maken had, met Natasha, mijn familie, de politiek, en wanneer ik gewoon even wilde ouwehoeren. Alles wat uit zijn strot komt, klinkt als poëzie, dus ik heb altijd genoten van ons gekeuvel. We waren, en zijn, jongetjes. Helaas gaf ik hem ook onterecht de schuld wanneer er dingen fout gingen. Toch doorstond hij al mijn aanvallen en bleef hij me begeleiden en steunen. O, en als je denkt dat het hem om het geld te doen was, dan heb je het faliekant mis. Michael heeft het geld dat hij krijgt om mij te vertegenwoordigen nooit nodig gehad, hij werd gedreven door de wens mij m'n potentieel te zien bereiken. Samen hebben we verschillende projecten bedacht waarbij ik zou optreden als talent en producer en die hij koste wat kost uitgevoerd wilde krijgen. Hij werd ook gedreven door liefde, al zou zijn harde buitenkant dat nooit zomaar toegeven. Onze meest ongemakkelijke momenten waren toen ik probeerde emotioneel te worden en hem echt wilde bedanken voor alles wat hij voor me heeft gedaan. Op mijn veertigste verjaardag probeerde ik dat tot in detail te vertellen. Hij onderbrak me, gaf me een mannenomhelzing en zei dat het zo wel genoeg was geweest. Hij houdt van me, en nog meer van Natasha en onze kinderen. Hij heeft altijd geprobeerd te doen wat het beste was voor ons. Let op, ik zei 'geprobeerd' het beste voor ons te doen. Naar mijn bescheiden mening heeft hij het niet altijd bij het rechte eind gehad.

Ik zal twee voorbeelden geven die voor mij onvergetelijk waren, die ernstige spanningen tussen ons veroorzaakten en waarbij ik denk dat hij verkeerd zat. Hij overtuigde me mee te doen aan een verschrikkelijke Bravo-realityshow in Amerika genaamd *Launch My Line* en een vreselijk vogelaarprogramma in Nederland genaamd *In de ban van de condor*. Ja, dat lees je goed, vogelaars! Om te zeggen dat ik niet in vogels ben geïnteresseerd en helemaal geen geduld had om naar ze op zoek te gaan, is nog zacht uitgedrukt. Hartstikke fijn voor je als je vogels kijken leuk vindt, maar voor mij was het wel het laatste waar ik mijn tijd aan wilde besteden. Ik had nog nooit een professionele camera gebruikt en het was de bedoeling de vogels daarmee vast te leggen. In een bootje ergens in Nederland probeerde ik foto's te maken van zoveel mogelijk vogelsoorten die langsvlogen. De expert aan wie ik was gekoppeld, moest me dan de namen vertellen van de vogels die ik had vastgelegd. Het probleem was dat ze de Engelse namen van de vogels niet wist, alleen de Nederlandse. Laten we het er maar op houden dat ik die ronde niet won en dat ik het tijd vond om naar huis te gaan. O ja, ik had ook nog nooit gekampeerd en dat stond ook op het programma, op een plek die Friesland heet. Omdat ik een professionele leugenaar was, kon ik zodra de camera's draaiden wel interesse veinzen in alles wat er om me heen gebeurde, maar uiteindelijk trok ik ergens de grens. In een trieste poging van de producers nog iets van de realityshow te maken, werd me gevraagd of ik mijn vogelexpert aantrekkelijk vond, aangezien we samen een tent moesten delen. Wat een fucking schemergebied! Bij beide shows was mijn eerste reactie 'nee, dank je' geweest toen ik ze kreeg aangeboden. Maar Michael wist me te overtuigen en nadat ik bij allebei de shows de eerste deelnemer was die naar huis werd gestuurd, kon ik hem wel wurgen! Ik blijf erbij dat beide shows een grote vergissing waren, maar hij en ik zijn het erover eens van mening te verschillen. Hij zal je nog steeds haarfijn kunnen uitleggen waarom de programma's goed voor me zouden zijn geweest als ik de juiste stappen had gezet. Natuurlijk had ik de mogelijkheid beide shows af te wijzen, maar ik liet me overhalen om dat niet te doen. Hij zei alleen maar wat hij dacht dat op dat moment het beste was voor mijn carrière en doelen. Zoals ik al heb gezegd, wist hij niets van mijn verlammende angsten en had hij dat wel geweten dan had hij vast en zeker pas op de plaats gemaakt. Maar toen puntje bij paaltje kwam, gaf ik hem van alles de schuld en was ik woedend. Achteraf gezien was dat vreselijk oneerlijk. Zoals altijd haalden we even diep adem, spraken we af om te praten en sloten vrede. We hebben altijd als broers geruzied en het ook als broers weer goedgemaakt. We zijn familie en trouw tot aan de dood. Zo'n vriendschap is niet makkelijk te vinden in deze wereld, of in onze business.

Er zijn tijden geweest dat ik geen werk had en Michael niets aan me verdiende. Er waren tijden dat veel succesvollere talenten hem vroegen als manager. Hij liet me niet los en bleef achter me staan, en ik liet hem niet los en bleef achter hem staan. Er was een moment waarop een producer van *So You Think You Can Dance* in Amerika, een hoge pief, me liet weten dat ik in meer afleveringen zou kunnen verschijnen als ik Michael ontsloeg en met een andere agent in zee ging. Er was ook een Hollywood-schrijver en -producer die lachwekkend genoeg zei dat ik een auditie voor haar volgende film en televisieprojecten mocht doen als ik Michael vaarwel zei. Triest, maar waar. Ik bleef bij hem. Ten eerste omdat niemand zo hard voor me heeft gewerkt en geknokt of me meer beschermd heeft dan Michael. En bovendien: een producer die vraagt loyaliteit zomaar aan de kant te zetten is niet iemand met wie ik zou willen samenwerken. Bedankt, maar liever niet, Jeff en Dyan. Denk je dat die mensen er voor me zouden zijn geweest toen mijn zoontje van negen maanden ernstig ziek in het ziekenhuis lag? Of toen mijn belangrijkste werkgever, RTL, tijdens de coronapandemie mijn contract wilde verbreken? Zouden zij me hebben bijgestaan in de donkerste tijden van mijn alcoholisme, of toen ik in de afkickkliniek zat en de maanden erna toen ik er nog niet klaar voor was om aan het werk te gaan? Ik hoefde nooit achter Michael aan te zitten of me zorgen te maken, ik wist dat hij alles tot in de puntjes zou regelen. Hij heeft altijd geweten dat ik te veel dronk, dat is nooit een geheim tussen ons geweest. Uit wat ik hem liet zien, kon hij opmaken dat het geen effect op mijn werk had, dus liet hij me meestal met rust. Ik zeg 'meestal' omdat hij me wel eens een alcoholist noemde als we een paar dagen achter elkaar in elkaars gezelschap verkeerden, al was het als grapje bedoeld. Maar hij is een slimme man en zoals ze zeggen zit er in grappen een zekere waarheid. Hij zag maar al te goed welke rol alcohol in mijn leven en mijn relatie met Natasha speelde. De keren dat ik ermee stopte, minderde, er ruzie over maakte met Natasha, dat heeft hij allemaal gezien. Hij kwam tussenbeide, als dat nodig was, maar hij ging nooit zijn boekje te buiten. Ik zou hem toch hebben weggeduwd. Toen de dag aanbrak dat ik hem belde om te vertellen dat ik naar een verslavingskliniek ging, steunde hij me. Er zijn twee mensen die ik vanuit de kliniek belde met de telefoontijd die ik kreeg: Natasha en Michael. Hij beantwoordde al mijn telefoontjes en wilde alleen maar weten hoe het met me ging. Hij begon niet over werk. Dat is loyaliteit, mensen.

Loyaliteit komt van twee kanten. Je weet nooit wanneer iemand op die loyaliteit rekent, maar wel dat die dag zal komen. Michaels zus Lauren, zoals gezegd de presentatrice van het eerste seizoen van *So You Think You Can Dance*, had een geruchtmakende, buitenechtelijke affaire met Jeff Bezos die breed werd uitgemeten in de pers toen er berichten van de twee geliefden lekten. Je kunt je voorstellen dat Natasha en ik hier al het aardige van wisten gezien onze geschiedenis en langdurige vriendschap met de familie Sanchez. Natasha en Lauren waren goede vriendinnen, en Natasha werkte toentertijd voor Laurens bedrijf bij een project van Blue Origin, Jeff Bezos' ruimtevaartbedrijf. Lauren, Michael en ik werkten ook bij twee projecten samen: de Engelstalige remake van de Nederlandse filmhit *Soof*, en een internationale talentenjacht die Lauren zou presenteren. Natasha ging om en werkte met Lauren en Jeff, ik ging om en werkte met Michael. We wisten wat er gaande was, maar dat ga ik hier niet uit de doeken doen. Dat is aan Michael om te vertellen.

Mijn aandeel in het verhaal is dat ik toe moest kijken hoe Michael in de maanden en jaren die volgden eerst de 'door politieke motieven ingegeven' zondebok werd voor de gelekte dickpics en daarna bij elke kronkel van het zogenaamde onderzoek steeds erger en gemener werd verguisd. Ze vernietigden Michael, zijn reputatie en alles waar hij door de jaren heen zo hard voor had gewerkt. Ik kon mijn ogen niet geloven. Laurens gedrag in de afgelopen jaren en de manier waarop ze mensen om zich heen had behandeld was verbijsterend, maar dit was gewetenloos. Niemand had dit kunnen voorspellen, zelfs Michael niet, die zoals ik al zei dingen meestal sneller doorheeft dan de rest. Hij was kapot, gebroken, gehavend, maar niet verslagen. Michael is een vechter, en hij was nog niet klaar, maar hij had wel steun nodig. Hij had zijn familie nodig. Hij had mij nodig. En ik ben blij en trots dat ik kan zeggen dat ik er voor hem was.

Dat Michael achter me staat, achter de Karaty's, is van het grootste belang geweest voor ons succes als gezin. Natasha en ik hebben bij hem en Casey gewoond toen we voor het eerst samen naar LA verhuisden in 2007, ze hebben samen met Natasha onze bruiloft gepland, ze zijn met ons op vakantie geweest, en we delen heel veel bijzondere herinneringen. Je hebt de familie waarin je wordt geboren en je hebt de familie die je zelf opbouwt. Wij zijn, zoals ze dat zeggen, een familie door dik en dun. Michael was bij de hoogtepunten en altijd bij de betreurenswaardige dieptepunten. Ongelofelijk genoeg is hij bij die laatste mijn grootste lichtpunt geweest.

11. Nederland

Vanaf 2007 verspreidde *So You Think You Can Dance* zich over de hele wereld en het jaar daarop werd het in veel verschillende landen uitgezonden. Veel producers kwamen naar onze Amerikaanse show kijken, om met eigen ogen te zien hoe die werd geproduceerd. Toevallig zat ik in de aflevering in de week dat de Nederlandse producer langskwam om Mary Murphy, een van de andere juryleden die ook door Michael werd gemanaged, te ontmoeten. Zoals Michael al had voorspeld, vond de producer Mary verschrikkelijk. Michael stelde voor dat ik moest wachten bij de kleedkamer waar ze in bespreking waren en herhaalde nadrukkelijk dat ik 'geen kik moest geven voor we weer naar buiten komen'. Daar stond ik dus 'toevallig' toen Mary terugging naar haar eigen kleedkamer en de producer naar buiten kwam. Deze ontmoeting die Michael had geënsceneerd, was mijn springplank naar een gigantisch succesvolle, internationale carrière. In eerste instantie werd ik alleen gevraagd om naar Amsterdam te komen om de audities te jureren. Ik vond het geweldig om in dat programma te zitten en was er zelfs voor naar Siberië gegaan als ze dat hadden gevraagd, dus Amsterdam? Tuurlijk. Toen vroegen ze me of ik terug wilde komen voor de bootcampafleveringen. Daarna voor de liveshows. Zes maanden later vroegen ze of ik terug wilde komen voor het tweede seizoen. En het derde. Uiteindelijk hebben we zeven seizoenen gedaan, en de meeste daarvan waren fantastische producties. Michael gebruikte het succes dat ik in de VS en Nederland had om gastoptredens te krijgen in de jury's van de Australische en Canadese versies van *So You Think You Can Dance.*

De televisiewereld is een interessante plek. Creëren, ontwikkelen, pitchen, verkopen en dan ook nog je idee gerealiseerd krijgen is niets minder dan een wonder. Vaak is er van je briljante idee nauwelijks meer iets over wanneer het eindelijk z'n première beleeft met een live publiek. Een paar jaar nadat *So You Think You Can Dance* in Nederland een grote hit was geworden, verkocht ik een idee aan de zender voor een programma dat uiteindelijk bekend zou worden als *The Ultimate Dance Battle*. Ja, ik weet het, ik geneer me ook nu ik die naam alleen maar opschrijf. Ik had het gewoon *The Battle* genoemd, maar de mannen met het geld wilden die andere naam. Ik vond het een beetje afgezaagd klinken, maar het format vond ik goed. En om eerlijk te zijn, vond ik *So You Think You Can Dance* als titel ook maar niks en dat had het prima gedaan. De naam van de show was een van de vele dingen die ik zonder veel tegensputteren accepteerde. Nadat ik het idee tijdens een etentje met een uitvoerend producer had uitgelegd en het daarna in een paar creatieve bijeenkomsten had besproken, moest ik toezien hoe het programma drastisch af begon te wijken van mijn oorspronkelijke idee. Voor de duidelijkheid, ik ben verantwoordelijk voor hoe dat programma uiteindelijk is geworden. Toen de veranderingen aan het format werden voorgesteld en besproken, waren er verschillende momenten waarop ik had kunnen en moeten ingrijpen en mijn poot stijf had moeten houden. Het was de bedoeling dat het programma de echte obstakels en ja, de *battles*, uit de danswereld zou laten zien. Maar ik werd verlamd door angst. Ik was bang dat ik het verkeerd had, dat ze me niet aardig vonden en vooral dat het programma zou floppen. Dat was ironisch, want het flopte sowieso.

De eerste paar reisjes naar Nederland waren ongelofelijk. Op mijn vrije dagen ervaarde ik de pracht en de betovering van Amsterdam. Een perfecte dag hield een rondvaart door de grachten in (mijn favoriete bezigheid!), een lange wandeling door de binnenstad en een luie, relaxte lunch op een terrasje. Als Michael mee was dan was het nachtleven te gek. Ik heb altijd gezegd dat Amsterdam een schonere, veiligere en gezelligere versie is van New York. Fantastische energie, eten en levendigheid, en toch relaxed. Hoewel de toeristen in de meerderheid zijn, waren de plaatselijke bewoners vriendelijk, behulpzaam en leuk. Mijn eerste Koninginnedag zal ik natuurlijk nooit vergeten. Genoeg collega's hadden me gewaarschuwd voor wat er die dag in de stad zou gebeuren, maar ik geloofde het pas toen ik het met eigen ogen zag. Na een paar jaar lang van hotel naar hotel te zijn gehopt, had ik een prachtig appartement aan de Amstel gehuurd, vlak bij het Rembrandtplein. Het leek wel een opstand of een stormloop om de stad uit te komen, die zee van oranje die de straten overspoelde en de stoet van boten die de grachten blokkeerde, maar het tegenovergestelde was waar. Het waren duizenden mensen die aan het feestvieren waren en ik wilde eraan meedoen.

De hordes mensen op straat waren overweldigend, maar gelukkig had ik vrienden met boten, en een daarvan kwam langs om me op te halen bij de gracht tegenover mijn appartement. Perfect! Ik heb op die boot genoeg gedronken om een paard om zeep te helpen, en als ik het me goed herinner, wat altijd maar de vraag is, snoof ik ook wat cocaïne. Maar dit is wat Dan de alcoholist anders maakt dan de meeste andere in oranje gestoken feestgangers die door de stad paradeerden. Toen ik die avond kneiterlam thuiskwam in mijn appartement, had ik naar bed moeten gaan. Wat ik deed was nog een fles openen en in mijn eentje doordrinken. Het feest was voorbij, iedereen was naar huis gegaan om uit te rusten, maar ik kon niet stoppen.

Er was nog iets anders gebeurd sinds ik in dat heerlijke appartement in Amsterdam zat. Het was normaal geworden om in mijn eentje te drinken. Ik vond het zelfs fijner dan samen met anderen drinken. Dit was het begin van mijn afzondering. Dus op Koninginnedag dronk ik tot ik bewusteloos werd en ontwaakte de volgende dag in een lege stad waarvan de straten vol lagen met bierblikjes, plastic verpakkingen en oranje slingers. De meeste mensen hadden zich waarschijnlijk nog een keer omgedraaid en een gat in de dag geslapen, of dachten aan koffie of water. Ik dacht eraan hoe ik nog een drankje goed kon praten zodat ik me beter zou voelen. Ik telde de minuten tot twaalf uur 's middags, wanneer ik een restaurantje in kon schuifelen en een glaasje wijn kon drinken terwijl ik net deed of het me om de lunch te doen was. In een mum van tijd was ik dan weer op de been. Alle Koninginnedagen – en later de Koningsdagen – die ik daar in de daaropvolgende jaren vierde, waren wazig door de drank en drugs die ik consumeerde. Ik dacht dat ik dat nodig had om plezier te hebben, zo had ik dat altijd gedaan. Hoe vaker ik in Nederland was, hoe meer ik mezelf afzonderde.

Uiteindelijk heb ik het appartement opgegeven en een aanbod geaccepteerd dat ik niet kon weigeren. Een paar minuten daar vandaan stond het magnifieke The Grand Sofitel Hotel, echt een van de mooiste hotels ter wereld, en dat werd mijn thuisbasis. Het was te mooi om waar te zijn, behalve dan dat het helemaal niet mooi voor me was. Het duurde niet lang voor ik nauwelijks het hotel nog verliet, alleen om te werken. Toen ik het appartement had, moest ik tenminste nog naar buiten om te eten en om naar de sportschool te gaan, maar het hotel had alles wat ik nodig had en meer. Meestal verbleef ik daar twee of drie dagen, maar soms wel een dag of tien of langer. Van de ingang tot aan de kamers, de restaurants tot aan de tuin was het een droomplek en de aardige mensen die er werkten gaven me alles wat ik nodig had. Ik hield van die plek; het was werkelijk mijn tweede thuis geworden. Ik zou een boek vol kunnen schrijven over mijn avonturen in The Grand.

Nu ik nuchter ben, durf ik er helaas niet echt meer heen te gaan. Ik heb meer dan honderd keer in dat hotel ingecheckt en dat weet ik omdat ze de honderdste keer met me gevierd hebben. Het is onmogelijk te tellen hoeveel nachten ik daar heb geslapen, maar in totaal was het zeker meer dan een jaar. Mijn alcoholisme is in die tijd onvoorstelbaar erger geworden. Bijna in totale afzondering zwierf ik door die lange gangen tussen mijn kamer en de bar, soms vlug, andere keren strompelend van muur naar muur, altijd met maar één gedachte: drank. Vroeger werden er op de binnenplaats mensen geëxecuteerd met een guillotine. Duister. En iedere keer dat ik er verbleef werd ook mijn verhaal duisterder. Mijn eenzaamheid werd steeds erger, ondanks de schoonheid en drukte van het hotel. Steeds duisterder. Sinds ik nuchter ben, ben ik nooit meer terug geweest naar The Grand.

Dat vind ik vervelend, want ik beschouw veel van het personeel als vrienden. Ja, ik zou de bar kunnen vermijden, maar er zijn te veel herinneringen aan de gangen, de kamers. Ik zou het niet trekken. Ik weet triggers te vermijden. Die plek zou te veel voor me zijn.

Wat werk betreft werden mijn programma's elk seizoen populairder. Het duurde niet lang of ik was mijn eigen televisieformats op dat terrein aan het ontwikkelen, en ik kreeg aanbiedingen om zitting te nemen in andere jury's van grote hits, zoals *Holland's Got Talent*. De grootste cultuurshock die ik in al die jaren beleefde was op de eerste dag op de set van *Holland's Got Talent*. De boomlange, flamboyante Gordon Heuckeroth, beter bekend als gewoon Gordon, en de over-haar-hoogtepunt-heen-met-haar-tieten-in-je-gezicht Patricia Paay waren de andere juryleden, en we hadden elkaar alleen vluchtig ontmoet op de dag voor we de audities gingen filmen. Ik had geen idee wie ze waren, maar daar kwam ik al heel snel achter. Ik zat tussen Gordon die, al was het op een heel grappige manier, de deelnemers neersabelde en continu met Patricia aan het ouwehoeren was, en was met stomheid geslagen. Na een paar audities nam een producer me ter zijde en vroeg of alles oké was. Ik had in mijn leven nog nooit mensen als Gordon en Patricia ontmoet, laat staan er televisie mee gemaakt, dus nee, ik was niet oké. Gordon zei tegen deelnemers dat ze nooit meer moesten gaan zingen en Patricia vertelde me verhalen over het hebben van seks terwijl ze aan een kroonluchter hing te zwaaien. En ik vond het geweldig! Alleen had ik even nodig om eraan te wennen. Toen ik er eenmaal aan gewend was, deed ik met ze mee, maar wel op mijn eigen manier. Mijn fratsen waren meer ingehouden dan die van Patricia, die op de tweede draaidag haar blote tieten voor mij en Gordon tegen het raam drukte, en we hadden de grootste lol met elkaar. Gordon en ik werden goede vrienden. Hij nodigde me uit om samen met hem en zijn vrienden te gaan varen tijdens Sail. Ik had geen idee wat dat was, maar hij beloofde dat het een geweldig feestje op een boot zou zijn, dus stemde ik in. HOLY! SHIT! Je hebt feesten, je hebt feesten zoals ik dat maar een paar keer in mijn leven heb gedaan, én je hebt feesten met Gordon! Ik was maar een amateur vergeleken met de ongeveer vijftien anderen, van wie ik niemand kende, maar ik was gewapend met een verslavingsgevoelige persoonlijkheid, geen uitknop en een vastberadenheid om ze bij te houden. De coke, de pillen en wat wel honderd biertjes leken, hadden die dag mijn dood moeten betekenen. Het is ongelofelijk wat het menselijk lichaam aankan. Op een bepaald ogenblik had ik een helder moment en zag ik de kolossale vloot van honderden boten om ons heen. Ik had nog nooit zoiets gezien.

Sail was de eerste van al mijn krankzinnige ervaringen met Gordon. We hebben samen een aantal Koninginnedagen overleefd, ook op boten. Dan had je de willekeurige avonden uit in Amsterdam die onschuldig genoeg begonnen met sushi bij het trendy restaurant Momo, op stoom kwamen terwijl we van bar naar bar stuiterden, en eindigden als de zon opkwam. Ik schold hem altijd de huid vol wanneer hij de boot niet aan wilde leggen zodat ik uit kon stappen, of veel te lang in een bar bleef hangen, maar ondertussen vond ik het leuk. Hij en zijn vrienden veroordeelden me niet vanwege mijn drugs- en drankgebruik. De zeldzame keren dat Gordon en ik samen koffiedronken genoten we oprecht van elkaars gezelschap en hadden we diepe gesprekken over onze families en relaties, vroeger en nu. Die man heeft een heel groot hart, maar hij worstelt zoals zovelen met eenzaamheid en verslaving, alleen zijn zijn worstelingen publiekelijk. Drank en drugs waren geen voorwaarde voor onze vriendschap, maar we worden beiden gekweld door hetzelfde lelijke monster. Het was een onuitgesproken band.

Als er iemand in Nederland is die mij kent, dan is het Chantal Janzen. Onze vriendschap heeft een solide basis en is met de tijd gegroeid. Nadat we elkaar hadden ontmoet op de set van *Everybody Dance Now*, wat zij presenteerde en waar ik voor jureerde, werden we gevraagd de auto terug naar Amsterdam te delen. Vanaf de studio was het ruim een uur rijden en na meerdere lange dagen achter elkaar was een ritje met iemand die ik nauwelijks kende wel het laatste waar ik zin in had. Toen bleek dat zij er precies hetzelfde over dacht. Hoewel ik me niet meer kan herinneren hoe het kwam dat we tijdens die rit al meteen zo eerlijk tegen elkaar waren, moet ik Chantal hiervoor de eer geven, want ik kan me niet voorstellen dat ik zo snel zo open zou zijn geweest. We gaven allebei toe dat we de auto niet met elkaar wilden delen, lachten erom en dat was het begin van een prachtige vriendschap. Echt waar. We begrijpen elkaar gewoon. Soms kletsen we wat voor een show begint, soms zeggen we alleen gedag. Meestal laat ze me duidelijk merken hoe het die dag met haar man en kinderen gaat en ik op mijn beurt houd ook weinig achter. We zijn altijd relaxed met elkaar geweest, zonder geheime agenda of andere bullshit, en in die tijd had ik dat met vrijwel niemand. Toen ik besloot eerlijk te zijn en mijn strijd in de openbaarheid te brengen, heb ik dat eerst aan Chantal verteld en haar om steun en raad gevraagd. Toen ik haar belde, waren we binnen een paar minuten alweer aan het lachen, en ik voelde me totaal op mijn gemak. Dat verbaasde me niet, maar het was toch geweldig.

Sinds ik in Nederland ben gaan werken, ben ik in ongeveer tien verschillende programma's verschenen, soms wel drie per jaar, en heb ik in de succesvolle filmserie *Soof* gespeeld. Over het algemeen had het land me in zijn hart gesloten, behalve degenen die het niet leuk vonden dat ik hun taal niet sprak. Er zijn twee momenten geweest waarop ik zonder succes geprobeerd heb Nederlands te leren. Ik ben zelfs een paar weken bij de wereldberoemde nonnen geweest die een wrede onderdompelingstechniek gebruiken om talen aan te leren. Laten we het er maar op houden dat ik niet een van hun vele successen ben.

Ik had beter mijn best moeten doen. Maar zoals bij zo veel dingen in mijn leven liet ik me door angst leiden, en ik kon de gedachte niet aan dat ik dom en onbekwaam zou klinken. Hoe goed (of slecht) mijn Nederlands ook was, ik zou het in de programma's als jurylid nooit hebben gesproken. Het zou onmogelijk zijn geweest mijn gedachten en mening net zo goed in het Nederlands te verwoorden als in het Engels. Maar toch, zoals Johnny de Mol me eens in de green room zei: '*Bro, c'mon, you gotta assimilate.*' Hij had gelijk, ik moest me aanpassen, maar ik was te bang. Het is één ding om uit je comfortzone te stappen, een ander om eruit te springen. Zo zag ik het spreken van Nederlands: als een gigantische sprong, en een sprong die ik niet wilde wagen. Mijn ego liet dat niet toe.

Ondanks dat alles werd ik in Nederland steeds beroemder en hoe beroemder ik werd, hoe meer ik moest reizen. Inmiddels waren we naar New Jersey verhuisd. Wat eerst een werkverplichting van ongeveer twintig dagen was geweest, was nu zo'n honderd dagen per jaar geworden. Het was een opoffering voor mij, Natasha en uiteindelijk de kinderen, maar het was het op veel vlakken waard. Het was ook alsof ik een dubbelleven leidde.

Thuis in New Jersey was ik de anonieme echtgenoot en vader, en in Amsterdam de beroemde vrijgezel. Sommigen vroegen me hoe ik al dat reizen in hemelsnaam volhield; soms vloog ik acht weken lang wekelijks heen en weer. Anderen zeiden dat ze er alles voor zouden overhebben om hetzelfde te mogen doen. Voor mij was het mijn tweede natuur, het was mijn baan. Zoals bij zo veel dingen in mijn carrière was er nooit een plan geweest, alleen een golf aan kansen die ik onderweg meepakte. Ik werd verliefd op Amsterdam, het is een geweldige stad. Ik had er meer van moeten zien. Ik hield van de mensen met wie ik bij verschillende producties samen mocht werken, een paar uitzonderingen daargelaten. Het Nederlandse publiek was goed voor me. Maar mijn sociale fobie en alcoholisme hadden me in hun macht en beperkten in hoge mate mijn vermogen om van alles wat in mijn bereik lag te genieten. In plaats van eropuit te trekken en op ontdekkingstocht te gaan, zat ik alleen in mijn hotel. In plaats van vrienden te maken en ontelbare uitnodigingen voor etentjes, evenementen en om bij mensen thuis te komen aan te nemen, zat ik alleen in mijn hotel. In plaats van te genieten van feestjes in de studio na de uitzendingen, ging ik zo snel mogelijk terug naar mijn hotel. Om alleen te zijn. Ik ben een gewoontedier en het was mijn gewoonte om alleen te zijn. En om alleen te drinken. Naarmate mijn alcoholisme heviger werd, werd ook mijn verlangen me af te zonderen sterker. Doordat ik onderweg was en in een ander land verbleef, werd het veel te gemakkelijk voor me om me af te zonderen. Het was gevaarlijk.

Uiteindelijk werd dit dubbelleven steeds ingewikkelder. Zodra ik naar Amsterdam ging, vanaf het moment dat ik het vliegtuig instapte, werd het noodzakelijk een rol te spelen. Misschien was degene die naast me zat wel een fan of wilde die een foto. Ik kende mensen op het vliegveld, mijn chauffeur en iedereen van de receptie in het hotel. God verhoede dat ik gewoon mezelf was. Mijn hotelkamer was mijn toevluchtsoord. Als ik die kamer verliet, dan moest ik ook die rol weer spelen. Het was uitputtend. Terug in mijn kamer kon ik weer ademen, en drinken. In Amsterdam kreeg ik al snel een januskop. Aan de ene kant de publieke persoon en aan de andere kant de alcoholist die in zijn kamer opgesloten zat. Dit was verschrikkelijk ongezond, maar geloof het of niet, het was te doen. Thuis was het een ander verhaal.

Terug in de VS kon ik me niet afzonderen. Ik was in elk geval omringd door mijn gezin en familie en vaak ook door vrienden en kennissen. Op een bepaald moment begon de grens tussen de rol die ik speelde en mijn echte ik te vervagen. Het alcoholisme haalde me helemaal uit het moment, dus ik was me volstrekt niet meer bewust van wat ik deed. De rol nam me helemaal over en ik was weg! Ook als ik bij mijn vrouw en kinderen was. Het leven was nu een vicieuze cirkel van een rol spelen en die rol weer wegdrinken. Het hield nooit op.

Door de jaren heen trok ik me steeds meer terug. Als Natasha iets sociaals wilde doen, moest er drank aan te pas komen. En zelfs dan was ik aan het zeiken en klagen. Over ditjes en datjes praten vond ik ondraaglijk omdat ik het dan ook over mezelf moest hebben. Dat kon ik niet zonder dat mijn angst door het plafond zou gaan. Ik wist immers niet eens wie ik was. Mijn antwoorden zouden een aaneenschakeling van 'geweldig' en 'fantastisch' zijn terwijl ik het perfecte plaatje schetste. En dan zou ik weer een slok nemen. Zelden onthield ik een naam of een verhaal, niet door de drank, maar omdat ik nauwelijks luisterde. Het stemmetje in mijn hoofd domineerde de gesprekken.

Ik weet zeker dat mijn medesterren en collega's in Amsterdam me op z'n minst raar vonden, en in het ergste geval een stierlijk vervelende Amerikaan die zichzelf te goed voor ze vond. Ik bleef na de show vrijwel nooit hangen. Ik praatte verdomme nauwelijks tijdens de reclames. Nogmaals, een beetje kletsen en mezelf zijn was onmogelijk. Er waren maar twee situaties waarin ik gezellig deed. Als Natasha of Michael er waren, dan leunde ik op hen bij sociale gelegenheden, en als er een afterparty was aan het einde van een seizoen en het oké was om te veel te drinken. Dan lukte het me wel. Aangezien ik een gedisciplineerde alcoholist ben, hield ik me tijdens mijn reizen aan mijn strakke schema van slapen, fitnessen, werken en drinken. Zo bleef alles op de rails en mijn geheim verborgen. De meeste werkreizen duurden maar een paar dagen, dus zo moeilijk was dat niet. Als ik soms langer op reis was, laten we zeggen twee weken, dan werd het uiteindelijk wel link. Dan was ik veel te lang alleen en dronk ik veel te veel, en verloor ik de controle. Alles werd een gewoonte, vooral de slechte dingen. Dus alleen zijn leidde ertoe dat ik meer alleen wilde zijn. Ik begon me slechter te voelen over mezelf, zwolg in zelfmedelijden en dan ineens kon het me niets meer schelen. Mijn 'fuck it'-houding manifesteerde zich.

De vliegreis naar huis was altijd een interessante oefening in ontkenning, acceptatie en zelfhaat. Gedachten aan wat ik zojuist had bereikt met een programma of film werden algauw verdrongen door spijt vanwege het drinken, het afzonderen en de gemiste kansen. Ik glimlachte voor de foto's met medepassagiers, praatte met het vliegtuigpersoneel dat ik had leren kennen over hoe geweldig mijn reis was geweest, terwijl ik alleen maar weg wilde kruipen in een diep gat. Films hadden altijd goed gewerkt om uit mijn hoofd te vluchten en waren de beste manier geweest om de tijd te doden. Maar toen ik mentaal minder stabiel werd, ging ik wat ik zag steeds meer internaliseren. Films, vooral als ze over familierelaties of sterfgevallen gingen, of metaforen waren voor het leven, hielden me een spiegel voor en dan barstte ik in tranen uit. Ik huilde echt tranen met tuiten. En nog steeds had ik niet door wat er met me aan de hand was. Eerlijk waar, ik dacht gewoon dat ik soft was geworden omdat ik kinderen had gekregen. Eenmaal thuis werd ik vrijwel altijd op gedenkwaardige wijze verwelkomd door Natasha en de kinderen. Ik vertelde ze niets over mijn reis, behalve dat het programma fantastisch was, hoe hard ik had gefitnest en hoe blij ik was om weer thuis te zijn. Dan ging ik aftellen naar het avondeten wanneer ik weer kon drinken en alles weer achter me kon laten. De uren die volgden waren een marteling in mijn hoofd, maar ik wist wat me te wachten stond en ik wist dat ik het zou halen.

12. Een verkeerde afslag

Zolang ik me kan herinneren ben ik dankzij mijn glimlach succesvol in dit leven. Wat eerst een gave was, werd een handigheidje en later gebruikte ik het als gereedschap. Uiteindelijk werd het een emotionele handicap. In de loop der jaren perfectioneerde ik mijn act, glipte ik moeiteloos in mijn rol zodat de schijnbare authenticiteit de ontevredenheid, de pijn en de schaamte maskeerde. Een groot deel van mijn levensverhaal is het verhaal van die glimlach. Eerst was hij onschuldig, om weg te komen met kattenkwaad bij mijn ouders en leerkrachten. Op het laatst was hij gevaarlijk, maakte hij iedereen, zelfs mezelf, wijs dat het goed met me ging. Het ging niet goed, ik was een ramp. Misschien zouden mijn problemen eerder zijn aangepakt, of zou ik gedwongen zijn geweest ze eerder aan te pakken, als ik er niet zo goed in was geweest me erachter te verstoppen. De glimlach. Ik heet Dan en ik ben alcoholist.

Shit, wat voelt het goed om dat te kunnen zeggen. Alles! Het eeuwenoude advies om je hart te luchten, dat had ik nooit opgevolgd, maar nu staan de sluizen open. Ik weet al jaren dat ik aan een verslaving lijd en dat het alleen maar erger is geworden.

Sommige 'experts' zeggen dat het genetisch is, andere zeggen dat ik allergisch ben. Misschien is het gewoon een product van mijn omgeving. Degenen die niets van verslavingen afweten zeggen simpelweg dat ik geen wilskracht heb. Dat is prima. Uiteindelijk ben ik nog steeds alcoholist. Diep vanbinnen weet ik dat al jaren, alleen heb ik het nooit willen toegeven, accepteren en aanpakken. Maar hier ben ik en ik doe het. Beter laat dan nooit. En dat zeg ik met een échte fucking glimlach op mijn gezicht.

Ondanks al mijn succes en geluk bleef mijn verslaving erger worden. Ik was zo verdomde verloren, wist niet wie ik was, wist niet wie ik wilde zijn. Ik voelde me niet op mijn gemak. Niet in mijn eentje, niet in een volle ruimte, nergens. Maar de glimlach bleef. Iemand die heel belangrijk voor me is zei eens tegen me: 'Dan, jouw leven is een sprookje.' Dat is waar. Ik zou alleen willen dat ik er meer van had kunnen genieten.

Vanaf mijn twintigste tot mijn vijfendertigste dacht ik dat ik alles wist en voor elkaar had. Maar vanaf midden dertig werd ik me ineens bewust van dingen en realiseerde ik me dat er omstandigheden waren in mijn leven waar ik best veel baat bij had gehad. Dit komt vaker voor, maar zoals bij zo veel dingen in mijn leven was ik nogal extreem. Ik had mijn vroege en snelle succes in de danswereld altijd beschouwd als het gevolg van mijn harde werken en onuitputtelijke energie. Tijdens mijn studententijd en de jaren daarna was mijn mantra 'ik slaap wel als ik dood ben', en in mijn ogen was dat samen met mijn dans- en trainingsschema de reden voor al mijn succes. Mijn positieve en gezonde opvoeding? Ouders die in de showbusiness hadden gezeten en een eigen dansschool hadden? Het arbeidsethos dat mijn vader me had bijgebracht? Niets daarvan. Ik had het zelf gedaan, op eigen kracht, dat is wat ik dacht. Toen het me vijftien jaar later begon te dagen dat dat niet zo was, liep dat algauw uit de hand en in een mum van tijd was ik ervan overtuigd dat ik mijn succes niet verdiende, dat alles wat ik had bereikt puur geluk was geweest en dat ik een oplichter was. Die gedachten brachten me naar een donkere, pijnlijk onzekere plek.

De realiteit van mijn leven en carrière is dat mijn ouders, familie en opvoeding me absoluut voordelen hebben gegeven, zeker omdat ik in de entertainmentindustrie werkte. Maar niets is me zomaar gegeven, ik moest het wel verdienen. Om dat te kunnen moest ik er zijn en de klus klaren, en dat deed ik. Of het nu voetbal, dans of de universiteit was toen ik jong was of mijn carrière als jurylid bij talentenjachten, ik was er. Ik werkte. Ondanks mijn verslaving. In vele opzichten was mijn vader een geweldig voorbeeld voor me. Wat werk betreft gaf hij het goede voorbeeld als het ging om doelen behalen, verantwoordelijkheid nemen. Hij stond altijd vroeg op, investeerde tijd en moeite, leverde goed werk af en was altijd bezig verbeteringen aan te brengen en te groeien. Door bij hem af te kijken deed ik die dingen op jonge leeftijd ook al. Het probleem was dat ik niet wist wat ik probeerde te bereiken. Het is alsof ik op een dag aan een intense wandeltocht begon en na het eerste verpletterende deel van de tocht van het pad af raakte. Na een tijdje merkte ik wel dat ik was verdwaald, maar in plaats van om te draaien en mijn weg terug te vinden, bleef ik maar doorploeteren met de gedachte dat ik uiteindelijk het pad wel weer zou vinden. Maar toen werd het donker.

Ergens ben ik onderweg succes als iets materieels gaan zien, intimiteit als seksueel en de wereld als tegen mij. Dat is niet iets wat ik heb geleerd of gezien bij mijn ouders. Ik werd opgeslokt door mijn omgeving, bedwelmd door de levenswijzen van anderen om me heen, en ging geloven dat ik dat allemaal nodig had.

Mijn doelen, waarden en verslaving hadden me totaal in de war gebracht. Eerst was het allemaal zo enorm opwindend, het snelle leven, reizen, bekende mensen en geld. Ik was altijd op weg naar een beter huis, een mooiere auto en coolere kleren. Nu ik toch eerlijk ben, was ik ook altijd op weg naar mooiere vrouwen. Het duurde nooit lang voor ik weer ontevreden was en dacht meer nodig te hebben. Halverwege een contract dacht ik al aan het volgende, grotere contract. Ik was ontevreden, ongelukkig en leeg, verlangde naar een groter huis, een snellere auto, meer nullen achter het cijfer op mijn bankrekening. Ik was van het padje, verdwaald in het bos, bang en alleen. Als mijn vrouw Natasha en mijn kinderen Quinn en Daniel me niet hadden gered, dan denk ik niet dat ik er levend uit was gekomen.

13. De juiste afslag

Het was 2006. We hadden net een aflevering van *So You Think You Can Dance* opgenomen in de CBS-studio's in Los Angeles en we gingen met een groepje naar The Grove, een prachtig winkelcentrum met restaurants en terrasjes, om een hapje te eten... en te drinken. Ik zat met een paar mensen van de show aan tafel, onder wie Michael Sanchez, die een hele goede vriend aan het worden was, en ineens komt daar een lange, slanke pracht van een vrouw binnenlopen. Ik heb geen idee meer wat er aan tafel werd gezegd toen ze naar ons toe kwam, maar ze omhelsde Michael en glimlachte, en alles lichtte op. Ik was gevloerd! Ik had nog nooit iemand zoals zij gezien, met die kleur, die gelaatstrekken en die ogen. Ze verontschuldigde zich en ik bekeek elke centimeter van die vrouw terwijl ze naar het toilet liep. Toen ze eenmaal uit het zicht was, wendde ik me tot Michael en zei: 'Wie de fuck is dat?' Hij vertelde dat ze zijn beste vriendin was en smeekte me haar met rust te laten. Ik kon het niet. Toen ze terugkwam, ging ze tegenover me aan tafel zitten en binnen het uur was ik verliefd op haar grote, prachtige ogen, haar ongegeneerde harde lach, haar aandoenlijke humor en alles wat ik verder nog zag en hoorde. Dit is een waargebeurd verhaal. Vanaf de dag dat we elkaar ontmoetten, konden we geen genoeg van elkaar krijgen en niet van elkaar afblijven. Ik had nooit geweten dat je zo hard voor iemand kon vallen, en dat een persoon echt alles kan hebben waar je van droomt in een levenspartner. Ik heb het toen gezegd en ik zeg het nog steeds: Natasha is een lot uit de loterij, en ze had geen schijn van kans tegen me. Ik zou haar nooit laten lopen, hoewel ze het wel een aantal keren geprobeerd heeft, en met goede redenen. Er zijn niet genoeg woorden voor om uit te leggen wat ze voor me betekent. Ik was volkomen overweldigd door haar en door het feit dat ze met me ging. Haar gezicht, haar huid, haar gevatheid en charme, gedrevenheid, lach, het is gewoon niet normaal. Ze is mijn Guyanese prinses, en ik had nog nooit van Guyana gehoord voor we elkaar ontmoetten. Onze eerste jaren samen leken wel een romantische film: de liefde op het eerste gezicht, het plezier, de grote en kleine momenten die bijna aanvoelden als een script, de weekenden die we in bed doorbrachten met vrijen en eten, het was een sprookje. De enige onderbrekingen kwamen door de alcohol.

We waren nog maar een aantal maanden samen toen ze al merkte dat ik sommige nachten de controle over mijn drankgebruik verloor. Ik had altijd meteen een excuus paraat, wuifde het weg en dan gingen we gauw verder. Er waren zo veel avonden uit, in restaurants, kroegen en nachtclubs, reisjes naar Mexico en Las Vegas, Justin Timberlake-concerten en nog veel meer. Het was een roes en het werd al snel serieus. Hoewel ik regelmatig dronk, kon ik het meestal wel onder controle houden. Maar zoals altijd zocht ik af en toe de grenzen op en had ik een aantal slechte nachten achter elkaar. Het was niet fraai.

Het begon altijd onschuldig, Natasha en ik die met een paar vrienden uitgingen. We dronken wijn bij het eten en ik dronk meestal het meest. Na het eten gingen we naar een bar voor nog een wijntje of twee en dan besloot ik dat dat niet genoeg was, dus nam ik nog een paar shotjes voor ik doorging met iets anders. Misschien iets sterkers. Aan het einde van de avond, wanneer ik glazig uit mijn ogen keek en niet meer uit mijn woorden kwam, kreeg ik een black-out. De volgende morgen sprong ik dan uit bed om te bewijzen dat ik oké was en ging ik misschien een eind hardlopen. Natasha moest naar haar werk bij de marketingafdeling van MTV. Het had iets sexy's hoe ze zich aankleedde voor haar werk, hoe ze prachtig en keurig op haar hoge hakken de deur uit beende. Maar zodra ik haar had uitgezwaaid – als ik niet naar mijn werk hoefde – begonnen de problemen. De alcohol van de avond tevoren zat nog in mijn systeem en de verslaafde die ik ben hunkerde naar meer. Dus nadat ik een aantal verplichtingen had weggewerkt, belde ik een vriend op om te gaan lunchen en drinken. Vloeibare lunch. Tegen de tijd dat Natasha thuiskwam was ik alweer bijna dronken. Ik deed mijn beste, trieste nuchtere-vent-act en loog over de hoeveelheid die ik had gedronken. Tijdens het avondeten ging ik door met drinken en om negen uur was ik dan weer bewusteloos. Het gesprek dat we 's morgens hadden was altijd hetzelfde. 'Het enige wat ons kapot zal maken is jouw drankgebruik,' zei ze dan. Daar lag ik, in bed met een vrouw die mooier was dan ik ooit had durven dromen, van wie ik wist dat ik met haar de rest van mijn leven wilde delen, kinderen wilde krijgen en oud wilde worden. En ik wist dat ze meende wat ze zei. Ze omarmde alles in mij, het goede, het slechte, het onverschillige. 'Maar alsjeblieft, stop met drinken.' Maar ik kon het niet en ik deed het niet. Mijn gedrag veranderde niet.

Toen we elkaar ontmoetten, woonden we allebei nog in New York, dus het eerste jaar van onze relatie brachten we daar door, maar toen besloten we terug naar Los Angeles te verhuizen. Natasha en ik werden langzaamaan huismussen en hoe langer we samen waren, hoe meer ik thuis dronk. Helaas niet altijd. Er was met name een voorval dat heel erg was, toen Natasha een paar dagen weg moest voor haar werk en ik op kroegentocht ging. Het gezegde 'als de kat van huis is, dansen de muizen op tafel' was in ons huis zeker van toepassing. Maar eerst moet ik hier nog iets uitleggen. Dronken achter het stuur zitten was sinds de middelbare school een beetje een sport voor me geworden. Ik deed het continu. Soms kwam ik op zondagmorgen mensen tegen bij de bakker die me bedankten voor de lift de avond tevoren. Ik vond het grappig dat ik het me niet meer kon herinneren. Er waren zeker momenten dat het kantje boord was. Een keer verloor ik de macht over het stuur, reed de stoep op, slipte op het gazon van iemands voortuin en kwam uiteindelijk een aantal meter voor hun voordeur tot stilstand. Een andere keer viel ik achter het stuur in slaap na een nachtje feesten in de stad en werd ik wakker omdat ik een bocht had gemist en alle vier de banden van mijn Ford Probe ontploften toen ik rechtdoor ging en van de weg raakte. En natuurlijk die nacht die ik al genoemd heb, toen ik een paar uur voor ik naar Los Angeles zou verhuizen mijn Volkswagen Beetle de vangrail in reed. Deze onverantwoordelijke, gevaarlijke en ronduit onvergeeflijke keuze om met drank op achter het stuur te stappen werd me eindelijk te veel in Los Angeles. Nadat ik een avond lang met vrienden had gedronken en gepoold, reed ik in mijn grijze Jeep op snelweg 101 achter mijn vriend aan naar zijn huis, toen ik werd aangehouden voor bumperkleven. De agent zag mijn luie oogopslag, hoorde mijn lijzige manier van praten en vroeg me uit te stappen. (Ik heb dit verhaal ontelbare keren vol trots verteld.) Hoewel ik straalbezopen was, slaagde ik voor elke praktische alcoholtest. Toen vond ik dat geweldig. Nu niet meer. Toch was er een test waar ik niet voor kon slagen, en dat was de blaastest. De daaropvolgende vijftien uur zat ik in de cel en keek herhalingen van *Walker, Texas Ranger*, met Chuck Norris in de hoofdrol, pissig dat ik nog niet op borgtocht was vrijgelaten. Laat ik hier heel duidelijk zijn: ik trok mijn keuzes niet in twijfel en had ook geen spijt. Het enige waar ik me zorgen om maakte was dat ik nog steeds in de cel zat terwijl ik al heel veel anderen had zien komen en gaan. De vriend die ik was gevolgd betaalde mijn borg en moest alleen maar lachen toen hij me het politiebureau zag uitlopen. Toen ik thuis op de bank lag, vol ongeloof dat ik de nacht in de cel had doorgebracht, was het enige wat ik kon denken: nooit meer. Nooit meer! Het duurde een paar weken, maar toen stortte ik me er weer vol in.

De nacht dat Natasha weg was voor werk, trommelde ik de jongens op en organiseerde een dagenlang drankfestijn waardoor ik uiteindelijk in het ziekenhuis belandde. Het begon met een borrel in de middag die overliep in de nacht en ging door tot mijn lichaam het niet meer aankon en ik bewusteloos raakte. De volgende dag nam ik om twaalf uur 's middags weer de eerste slok, pauzeerde waarschijnlijk even tussen vier en zes uur in de namiddag, en ging weer op een andere locatie verder. Ik kan me nog vaag herinneren dat ik die tweede avond de kroeg verliet, maar vanaf dat moment weet ik helemaal niets meer. Dit was geen gevalletje van een beetje wazigheid, maar een totale blackout zodra ik de kroeg verliet. Ik was die avond met de auto gekomen, maar had blijkbaar mijn auto daar niet geparkeerd. Ik wist gewoon niet waar ik die gelaten had. Ik kan me nu nog steeds niet herinneren wat er is gebeurd, ik weet niet eens hoeveel tijd er verstreken was. Alles wat ik weet is dat ik wakker werd in een ziekenhuisbed. Het volgende gedeelte is zo helder als wat, hoewel ik dat juist zou willen vergeten. Totaal in paniek ging ik rechtop zitten, trok het infuus uit mijn arm en sprong het bed uit. Terwijl het bloed langs mijn vingertoppen op de grond druppelde, eiste ik mijn portemonnee en telefoon op. De verpleegkundige stoof weg en haalde een beveiliger. Ze probeerden me te kalmeren, maar daar moest ik niets van weten en ik bleef gewoon schreeuwen om mijn spullen totdat ze me die gaven. Uiteindelijk werd er een taxi voor me gebeld, waarschijnlijk om maar van me af te zijn, en was ik weg. Op weg naar huis ging ik als een bezetene door mijn telefoon en probeerde ik wanhopig de voorgaande uren te reconstrueren. Tevergeefs. Meerdere gemiste oproepen van Natasha waren onbeantwoord gebleven, waardoor ze zich zorgen maakte, maar egoïstisch genoeg had ik liever dat ze bezorgd was dan dat ik moest uitleggen wat er was gebeurd. Als ik haar dat één keer had geflikt was het al te veel geweest, maar de waarheid is dat ik haar meer nachten met vragen en zorgen heb laten zitten dan we zouden kunnen tellen. Van alle dingen die ik haar heb aangedaan, zijn onbeantwoorde oproepen een van de ergste. Was ik oké? Was ik veilig thuisgekomen? Was ik met iemand anders? Leefde ik? Te veel nachten heb ik haar met die vragen laten zitten. Ongelofelijk genoeg leefde ik altijd nog en kwam ik veilig thuis, in mijn eentje. De taxi zette me thuis af en nadat ik mijn pogingen om te reconstrueren wat er was gebeurd had gestaakt, verloor ik het bewustzijn. Maar dat is niet het einde van dit verhaal.

Ik kan me zo voorstellen wat de meeste mensen de morgen na zo'n voorval doen, maar ik was niet de meeste mensen. Met een kater van heb ik jou daar belde ik een taxi om me naar de verjaardagsbrunch van een vriend te brengen. Moet je raden wat ik bij die maaltijd dronk… mimosa's. Inderdaad, net uit het ziekenhuis met nog verse blauwe plekken van het infuus op mijn arm en nul herinnering aan wat er de nacht daarvoor was gebeurd, zat ik om elf uur 's ochtends te drinken. Als dat geen teken is van een probleem, van waanzin, nou, dan weet ik het ook niet meer. Toen ging ik lekker aangeschoten op zoek naar mijn auto. Na urenlang heen en weer te hebben gebeld en in een taxi te hebben rondgereden, bleek dat de auto in beslag was genomen omdat die aan de kant van de weg was achtergelaten. Ik had geen idee. Het is een wonder dat ik niemand heb geraakt of doodgereden of dat ik zelf niet gewond ben geraakt of ben gearresteerd. Tegen het vallen van de avond had ik mijn auto terug en was ik naar huis gegaan, waar Natasha op me zat te wachten. Ik neem het haar niet kwalijk dat ze me niet geloofde, ik zou mijn verhaal ook niet hebben geloofd. De waarheid is dat ik me niet kon herinneren wat er echt was gebeurd omdat ik een black-out had gehad. De volgende morgen vroeg ze me, met heel veel pijn in haar ogen, te vertrekken. De vrouw van wie ik overtuigd was, nee, zeker wist dat ze mijn levenspartner was, wilde me weg hebben voor ze die avond thuiskwam van haar werk. Ik kan me het gevoel dat ik had nog herinneren toen ze de deur uitliep. Ik had een kater, was depressief door de alcohol, verward over wat er de voorgaande dagen was gebeurd, radeloos door de gedachte Natasha kwijt te raken, maar ik dacht totaal niet aan mijn probleem of hoe ik dat zou kunnen oplossen, het ging me er alleen om om haar weer terug te krijgen. Ik peinsde er niet over een eigen plek te vinden, dus namen Michael en Casey me in huis.

Er waren ongeveer twee maanden van niet drinken voor nodig. In die tijd wist ik niets over mezelf of over mijn verslaving en dacht ik dat ik nu nuchter was. Ik vond het helemaal niet leuk om niet te drinken, was ook zeker van plan het weer te doen, maar dit was een tijdelijk kwaad. Dus, geen drank, heel veel gesmeek en gepleit, en een eindeloze reeks beloftes overtuigden haar ervan me nog een kans te geven. Stel je de meest meedogenloze persoon voor die je kent, iemand die geen 'nee' accepteert, vermenigvuldig dat met tien, en gooi er nog heel wat manipulatief gedrag bij. Zo was ik, en ik kreeg haar terug. Natasha was niet perfect, maar haar grootste tekortkoming is waarschijnlijk dat ze te veel van me hield. En ik was erop gebrand onze relatie te laten werken, in plaats van dat ik aan mezelf werkte. Het klinkt misschien belachelijk, maar ik zag totaal niet in dat ik een probleem had. Natasha zag dat anders en moedigde me aan professionele hulp te zoeken of naar bijeenkomsten te gaan. Ze kocht ook het Grote Boek van Alcoholics Anonymous voor me. Ik heb er nooit in gekeken.

Zoals altijd ging ik weer drinken en overtuigde mezelf en Natasha ervan dat het dit keer anders zou zijn. Hoewel ik een bewezen leugenaar was, meende ik wel wat ik zei, ik dacht echt honderd procent dat het anders kon. Stom genoeg vertrouwde ik op mijn eigen wilskracht en vastberadenheid terwijl ik plannen maakte om minder wijn te drinken, of alleen op bepaalde dagen of bij speciale gelegenheden te drinken. Dat moest mogelijk zijn en was zeker beter dan helemaal te stoppen. Ik zat altijd vol goede voornemens, maar voor ik het wist danste ik op het slappe koord tussen het bevredigen van mijn eigen alcoholische verlangens en dat wat Natasha terecht acceptabel vond. Gelukkig, maar ook schokkend genoeg, gebeurde er in de tien jaren die volgden nooit meer zoiets als hierboven beschreven, maar er waren ontelbare black-outs, keren dat ik het bewustzijn verloor en ronduit trieste momenten. Mijn moeder maakte me een keer 's ochtends wakker toen ik bij haar op de bank lag, naakt; Natasha liet een keer 's avonds de hond uit en sloot zichzelf buiten, ik was bewusteloos, waardoor ze de hele nacht niet naar binnen kon; toen ik voor *So You Think You Can Dance* in Australië was heb ik in een luxehotel de hele nacht op de gang geslapen, in mijn onderbroek.

Uiteraard werden die voorvallen gevolgd door ruzies en ultimatums, en verbroken beloftes aan mijn kant. Ik heb alle trucjes geprobeerd: geen sterke drank meer drinken, alleen in het weekend drinken, niet thuis drinken. De meeste alcoholisten hebben deze dingen op een zeker moment geprobeerd, en de meesten van ons is het niet gelukt. Als je erover nadenkt had het feit dat ik deze maatregelen moest nemen al een teken aan de wand moeten zijn. Wanneer ik Natasha vertelde wat mijn nieuwe plan was en waarom het dit keer wel ging werken, denk ik dat ze de oprechtheid in mijn ogen kon zien en in mijn stem kon horen. Iedereen die ons ooit samen heeft gezien weet dat ze mijn hele wereld is, en zij wist het ook, dus ik ging dit voor haar fiksen! Het probleem was dat ik machteloos was als het om alcohol ging, alleen besefte ik dat nog niet. Elke keer dat ik zei dat het dit keer anders zou zijn, loog ik. Ook tegen mezelf. Het zou niet lang duren voor ik mijn eigen 'regels' weer zou overtreden, maar dat kon ik haar niet vertellen, dus vertelde ik haar meer leugens. Wanneer ik dronk, hoeveel ik dronk, met wie, waar, wat? Ik loog erover, maar ik loog om haar te beschermen. Serieus, dat is hoe ik het naar mezelf toe rechtvaardigde. Ik dacht dat drinken alleen slecht was voor mezelf, dus waarom zou ik haar van streek maken? Ik was haar nog steeds trouw, ik behandelde haar goed, we maakten mooie reizen, we beleefden prachtige momenten, we lachten samen. Leugentjes om bestwil deren niet. Achteraf gezien is het ziek, maar toen was het volstrekt logisch.

In de loop der jaren was er dus een aantal keren dat het me lukte voor langere tijd te stoppen met drinken. Het probleem was dat ik in plaats van echt goed te stoppen en te analyseren wat de oorzaak van mijn probleem was, gewoon de ene verslaving inruilde voor de andere. Voor het Nederlandse televisieprogramma *Boxing Stars* leerde ik in een aantal maanden boksen en ik heb ook een tijd aan trailrunning gedaan, naast nog andere actieve hobby's. Mijn langste drinkpauze nam ik in 2009, toen ik op aansporen van Natasha, die toen nog mijn vriendin was en me gesmeekt had te stoppen met drinken, besloot te gaan trainen voor de New York City Marathon en die in november te lopen. Het was zeker veel gezonder dan drinken, maar ik ging tot hetzelfde uiterste. Ongeveer vijf maanden lang liep ik dagelijks hard en trainde als een gek. Aangezien ik geen maat kan houden, riep ik de hulp in van een doorgewinterde marathonloper om me te trainen, hield ik me aan een strikt dieet en plande ik mijn leven om het hardlopen heen. Natuurlijk zocht ik geen hulp voor mijn drankprobleem, waar we het niet meer over hadden, maar geloof me, ik dacht er de hele dag aan, elke dag weer. Elke seconde wilde ik een drankje, had ik een drankje nodig of droomde ik van een drankje. Mijn brein werkte op precies dezelfde manier als toen ik nog wel dronk. Het was een marteling. Ik was rusteloos, geïrriteerd en ontevreden. Mijn geopereerde knie had het ongeveer drie weken voor de marathon begeven, maar ik ben koppig doorgegaan. Met trots heb ik die race gelopen en ik was er zelf verbaasd over dat ik hem ondanks mijn blessure uit kon lopen. Missie volbracht!

Het was voor mij ook het bewijs dat ik geen alcoholist kon zijn als ik zes maanden lang niet kon drinken. Ja, toch? NEE! In plaats van te drinken gebruikte ik nu het hardlopen om mijn hoofd te kalmeren. Veel gezonder, maar het pakte nog steeds mijn onderliggende problemen niet aan: verslaving en een angststoornis. Ik was wat ze een 'droge dronkaard' noemen: ik had nog steeds al mijn alcoholische neigingen, met name de verslaving. Ik was boos omdat ik niet kon drinken als ik uitging met vrienden. Ik dacht de hele tijd aan drinken. Ik keerde heel veel mensen de rug toe. En ik was niet gelukkig. Het is heel frustrerend om dit nu op te schrijven omdat het zo overduidelijk is. Mijn problemen staarden me aan en toch koos ik ervoor ze allemaal te negeren. Dus trainde ik hard, liep de marathon en ging 's avonds weer drinken. Het was een langzame terugkeer naar de drank aangezien ik de schijn moest ophouden voor Natasha, maar vergis je niet, vanaf het moment dat ik over de finish ging, zocht ik naar het gepaste moment om weer te beginnen met drinken. Mijn familie had een marathon-afterparty voor me georganiseerd en er waren een aantal ijsemmers met mineraalwater, sap, bier en wijn. Ik was meteen afgeleid, het was het enige waar ik aan kon denken. Ik had maandenlang niet gedronken, maar ik had geen vooruitgang geboekt, was niet afgekickt, had niets geleerd, er was alleen tijd verstreken. Een paar weken later dronk ik mijn eerste biertjes terwijl ik met Natasha American football zat te kijken. Ik zei tegen haar dat alles nu natuurlijk anders was en ik geloofde het zelf. Stom. Als zij niet naast me had gezeten, had ik het sixpack opgedronken en was ik naar de slijterij gereden om meer te halen. Die drankpauze had me volstrekt niet genezen. Ik was gewoon droog. Maar verdomme, wat wilde ik graag drinken. Ik had nu het hardlopen niet meer om me af te leiden.

Een tergend lange anderhalve maand later deed zich op kerstavond de perfecte situatie voor om weer te drinken. Ik vroeg Natasha ten huwelijk. Ze zei ja! Later die avond proostten we met onze families met champagne. Ik dronk een glas champagne. Met oud en nieuw, een week later, dronk ik wat Guinness. En een paar weken later was ik weer regelmatig aan het drinken. Het was alsof er niets was veranderd. Ik wist precies wat ik tegen Natasha en anderen om ons heen moest zeggen, waarom het nu écht anders was. Ik legde uit wat ik had geleerd over mezelf en de manier waarop ik mijn drankgebruik in de hand kon houden. Ik was toch zes maanden gestopt met drinken? Nou dan. Wat een bullshit. Ik had niets gedaan om mezelf te helpen. Het zieke is dat ik werkelijk dacht dat ik mijn drankgebruik in de hand had. Kansloos. Onze bruiloft was magisch, op het strand van Cabo San Lucas in Mexico. Negentien van onze vrienden en familieleden vierden het dagenlang met ons mee, met eten, plezier, feestelijkheden en ja, drank. Natasha en ik leefden in een droom, elke scène nog leuker en romantischer dan de vorige, en ik was lekker aan het drinken, maar zette wel mijn beste beentje voor.

We trouwden: ik zei dat ik minder zou drinken; zij maakte plannen voor een gezin.

We kregen kinderen: ik zei dat ik minder zou drinken; zij werd een fantastische moeder.

De kinderen werden groter: ik zei dat ik minder zou drinken; zij maakte zich zorgen over hoe ze hen kon beschermen.

Het heeft niet veel zin om met spijt terug te kijken, dus doe ik mijn best te reflecteren, te leren en voorwaarts te gaan. Toch is het onmogelijk niet te denken aan alles wat ik Natasha door mijn alcoholisme heb aangedaan en niet ongelofelijk verdrietig te worden en, ja, spijt te hebben. Dit verdiende ze niet. Natasha heeft altijd een kinderlijke onschuld gehad en de hoop dat het leven een film zou lijken, een romantische komedie waar zij de zorgeloze schoonheid in speelt. Het is niet naïef, maar een manier om naar het leven te kijken die leidde tot onze sprookjesliefde. Zo zou het ook zijn geweest, als haar tegenspeler geen alcoholist was.

De intelligente, succesvolle, mooie vrouw was een fantastische moeder en echtgenote geworden en woonde nu in het perfecte huis in de ideale stad. De verhuizing in 2011 van LA naar Wyckoff, New Jersey, was niet zonder strubbelingen. Natasha had nog nooit in zo'n klein, rustig stadje gewoond en kende er, behalve mijn familie, niemand. Dat was al moeilijk genoeg. Niet dat ik haar veel steun bood. Het is walgelijk hoe ik bepaalde gedragingen als alcoholist rechtvaardigde. Ik vond dat zij de hele tijd overdreven op mij reageerde en dat ze me niet genoeg waardeerde. Wat een grap, wat een trieste grap. Nog erger is hoe ik Natasha mijn leugens in sleurde. Ze heeft mij en ons gezin altijd gesteund en beschermd, wat haar er ook toe dwong de schone schijn op te houden. Of het nu interviews waren in tijdschriften, mijn Instagram-posts of gewoon gesprekken met vrienden, ze speelde met me mee. We lieten iedereen in de waan dat alles perfect was. Dat haatte ze. Natasha heeft altijd het meeste van mij gehouden, dus waarom heb ik haar dan de meeste pijn gedaan? Ik heb haar door een hel laten gaan, maar man o man, ze bleef bij me en bleef het proberen, bleef hopen, bleef me steunen.

Als Natasha me beter had kunnen maken, als ze me had kunnen genezen, dan had ze daar alles, maar dan ook echt alles, voor gedaan. Het probleem was, zoals we allemaal weten, dat ik het moest willen en dat ik het moest doen. Ik deed het niet.

14. Zweethanden

Toen ik begin dertig was, was mijn angststoornis al een vast gegeven in mijn leven waar ik niet zo goed mee om wist te gaan. Ik zag het niet onder ogen en ik werd erdoor gehinderd. De dag nadat ik had gedronken, vrijwel elke dag dus, werd het alleen maar erger. Met mensen afspreken, zowel voor de gezelligheid als zakelijk, was een marteling en de gedachte om over koetjes en kalfjes te moeten praten was tergend. Plotseling werd het op een rare manier nóg erger.

Wat ik nu ga vertellen is een van de moeilijkste dingen om los te laten, zelfs nu ik niet meer drink, want ik voel me er een freak door. Zelfs vergeleken met mijn eerlijkheid over mijn alcoholisme en mijn lelijke gedrag dat erdoor werd veroorzaakt, maakt dit onderwerp me het meest ongemakkelijk en angstig. Ergens in 2008, toen ik eenendertig was, ontwikkelde ik in de loop van zes tot twaalf maanden zweethanden. Ik heb het niet over klamme handjes of een beetje angstzweet. Ik heb het over natte handen! Zelfs nu ik dit typ en de woorden op mijn scherm zie, vraag ik me af of ik deze informatie wil delen. Ik vind het raar, vernederend en bijna onmogelijk om aan mensen uit te leggen hoe erg het was. Toen dit gebeurde, werden mijn gedachten niet meer door de alcohol of door aan alcohol gerelateerde onderwerpen beheerst. Elke gedachte ging nu over mijn handen, wat ik kon doen om ze te verbergen en of iemand om me heen het had gemerkt.

Ik kon niet eens mijn telefoon meer goed vasthouden en typen omdat die nat werd. Als mensen me vroegen iets voor ze vast te houden was dat een ding. Wanneer ik het teruggaf, was het nat. Handen schudden was natuurlijk uitgesloten. Ik kon verdomme niet eens een high five geven! De boks werd mijn favoriete manier van groeten. Eigenlijk liep ik een beetje voor op de coronatijd. Elke interactie in mijn leven werd nog stressvoller omdat ik bang was dat mijn handen opgemerkt zouden worden. Eerst werden ze alleen vochtig in heel stressvolle situaties, maar na een tijdje werden ze bij alle sociale gelegenheden nat, zelfs bij mijn familie. Maar zoals gewoonlijk vertelde ik het aan niemand. In plaats daarvan was mijn eerste gedachte bij het wakker worden en de laatste gedachte voor het slapengaan hoe ik mijn handen kon verbergen. Geen enkele poeder, spray of behandeling die op de markt te krijgen was hielp. Ik las ergens dat Botox in je handen kon helpen, maar dat ik dan niks meer vast zou kunnen houden van de pijn. Ik ging langere overhemden dragen zodat de mouwen mijn handen gedeeltelijk verborgen en hopelijk ook een deel van mijn handpalm als ik in de ongelukkige situatie terechtkwam dat ik iemand de hand moest schudden. Mijn angststoornis maakte het alleen maar erger en mijn angsten werden nog erger bij de gedachte dat iemand het door zou hebben. Weer een cyclisch gegeven in mijn leven. En moet je raden wat ik ontdekte? Exact. Drank hielp. Precies wat ik nodig had, nog een reden en excuus om te drinken. Maar na het tweede drankje verdwenen de natte vingerafdrukken van mijn glas.

In plaats van op zoek te gaan naar de oorzaak van de natte handen en een goede remedie te vinden, liet ik mijn angststoornis en mijn verslaving het van me overnemen. Ik wist niet wat het probleem was, maar ik weigerde in te zien dat mijn angst olie op het vuur was en dat de alcohol het niet doofde, maar alleen tijdelijk beperkte. Dus werd ik 's ochtends vreselijk angstig wakker en begonnen mijn handen binnen tien minuten te zweten. Of ik het nu wilde of niet, er was geen houden meer aan en ik zat vast in een neerwaartse spiraal van angst die de natte handen veroorzaakte, natte handen die meer angst veroorzaakten en de vraag hoelang ik moest wachten voor ik mijn medicijn (drank) kon nemen om het te fiksen. Telkens opnieuw.

Meer dan vier jaar heb ik hieronder geleden. Mijn enige redding was dat ik me zo op mijn gemak voelde bij Natasha dat het weinig invloed had op ons, en als ze mijn zweethanden wel voelde opkomen, sprak ze er openlijk over in plaats van het te negeren, en dan hield het na een tijdje weer op. Ze is altijd geweldig geweest, accepteerde het, was begripvol. Maar zonder haar had ik mijn zweethanden letterlijk niet in de hand. Op een gegeven moment ging ik afspraken overslaan, afzeggen of zelfs niet meer maken omdat ik zo bang was dat ik iemands hand moest schudden. Michael heeft vaak genoeg e-mails of telefoontjes van me gehad waarin ik hem vroeg pr-optredens af te zeggen. Ik kon de gedachte dat ik handen moest schudden als ik het podium opging niet verdragen. Uiteindelijk kwam ik op een punt waarop ik mezelf voorhield dat ik zo niet langer kon leven, dat het zowel professioneel als persoonlijk onmogelijk was. Geloof het of niet, ik heb zelfs overwogen handschoenen te dragen en te zeggen dat ik smetvrees had. Nogmaals, dit was nog vóór corona. Gelukkig veranderde ik al snel van gedachten, maar er moest wel een oplossing komen.

Niet iedereen houdt ervan een boks te geven en vóór corona was het in sommige situaties ronduit ongepast. Ik werd er best goed in om net op het moment dat er handen geschud moesten worden een koud blikje water of frisdrank vast te houden, want dat kan een natte hand verklaren, maar dat was niet altijd mogelijk. Professioneel gezien ging ik mezelf afvragen of ik dit werk nog wel kon blijven doen. Persoonlijk ging ik me zorgen maken of mijn dochter Quinn, die toen nog maar een baby was, ooit mijn hand zou willen vasthouden. Ik werd wanhopig. Ik leed aan iets wat sommige onderzoekers 'de stille handicap' noemen. Fantastisch, daarvan had ik er al een en nu had ik er nog eentje bij! De aandoening heet *hyperhidrosis palmaris* en nadat ik zonder succes elke remedie die verkrijgbaar was had geprobeerd, stuitte ik op een chirurgische ingreep die het probleem zou kunnen verhelpen. Halleluja! Ik was gered! Toen las ik over de behandeling en werd ik bang. De operatie heet een endoscopische thoracale sympathectomie. Het klonk mij nogal ingewikkeld in de oren; wat hield het in? De chirurg zou twee kleine sneetjes maken, aan beide kanten van mijn borstkas, een van mijn longen leeg laten lopen en dan de sympathische zenuw op enkele plaatsen doorsnijden. Eh, we hebben het toch over zweethanden? En nu hadden ze het over lucht uit je longen laten lopen en zenuwen doorsnijden! Maar ik had geen keus. Zo leven als ik nu deed was geen optie meer, dus liet ik me twee weken later opereren.

Precies zoals de dokter had gezegd werd ik met droge handen wakker. Het voelde een beetje als een wonder. Deze slopende aandoening had me vier jaar lang in z'n greep gehad en nu was het weg. Ja, er zijn wel bijwerkingen. Mijn handen en voeten hebben een verschrikkelijk slechte doorbloeding en als ik het zelf warm heb en zweterig ben, zullen mijn handen koud zijn, maar het is het allemaal waard om geen zweethanden meer te hebben. In mijn werk kon ik weer handen schudden en ongeveer zes maanden later had ik een screentest voor de eerste film van *Soof*, met Lies Visschedijk. Dat had niet kunnen gebeuren, en zou nooit zijn gebeurd, als ik mijn handen niet had laten fiksen. Ik weet nog dat ik de auditie inliep in de grote zaal van The Grand met een zelfvertrouwen dat ik al lang niet had gevoeld. Tuurlijk, ik had geen echte acteerervaring, maar ik kon wel Lies de hand schudden toen ik de kamer inliep. Ik kon in een scène haar hand vasthouden, haar schouder aanraken, haar omhelzen als we zoenden, het kon allemaal. Ik initieerde weer lichamelijk contact, verborg mijn handen niet meer en het was bevrijdend. De regisseur van de film, Antoinette Beumer, zei dat Lies en ik zo'n goede chemie hadden en bood me ter plekke de rol aan. Ik zal altijd dankbaar zijn voor de samenwerking met de prachtige en getalenteerde Lies in de zeven jaren die volgden. Er waren dagen dat ik worstelde en me ellendig voelde tussen de takes door en tijdens de pauzes, dat ik de minuten telde tot we weer konden gaan draaien of tot ik naar huis kon, maar de rol spelen van Jim Cole was een soort van magisch. Ik kon mijn eigen, echte mankementen en onzekerheden van me af werpen en doen of ik een man vol zelfvertrouwen was die alles voor elkaar had. En dan te bedenken dat dat alleen mogelijk was omdat ik besloten had die operatie te doen. *Soof* was een gigantisch commercieel en financieel succes. Het was de meest succesvolle film van 2013, kreeg twee succesvolle vervolgfilms en een tv-serie.

Persoonlijk geniet ik er nog steeds enorm van om de handen van mijn kinderen vast te houden, wetend dat ze dat niet zouden hebben gewild als papa's handen nat waren. Dus wat hield ik aan deze ervaring over? Nu ik geen zweethanden meer had betekende dat ook minder angst, wat zich ook zou moeten vertalen in minder drinken, maar zo werkte dat niet in mijn wereld. In mijn verklote bestaan waren droge handen een reden om te proosten! Ik hoefde niet meer te lijden, het leven was goed! Laten we nog een drankje doen!

Luister, dit is het perfecte moment om mijn voorbije liefdesaffaire met alcohol uit te leggen, en helaas ken ik heel veel mensen die een soortgelijke relatie hebben gehad. Als ik een klotedag had gehad, verdiende ik een drankje, of meer. Als er iets leuks of positiefs was gebeurd, vierde ik dat met drank. Een saaie dag? Die leukte ik op met drank. Een romantische avond met moeder de vrouw? Wijn. Uitgaan met de jongens? Bier. Je begrijpt het wel; elke situatie was reden tot drinken. Het probleem van mijn zweethanden mocht dan opgelost zijn, maar mijn grotere probleem was nog steeds volop aanwezig.

Volledig met drinken stoppen leek altijd een onmogelijke taak. Ten eerste wilde ik het niet echt, ik wilde alleen het probleempje verhelpen en dan weer doorgaan met drinken, ook al zei ik hardop misschien iets anders. Ook miste ik de vaardigheden om het doel van stoppen met drinken te bereiken. Om eerlijk te zijn ging ik ook niet naar die vaardigheden op zoek. Ik wilde het niet graag genoeg. Dat is misschien lastig te begrijpen voor iemand die geen alcoholist of verslaafde is. Zie het zo: hoe vaak heb je geprobeerd een dieet te volgen of regelmatig naar de sportschool te gaan? (Grappig, die dingen kan ik zonder probleem volhouden.) Het is hels om eraan te beginnen, maar wanneer je dat eenmaal doet, gaat het misschien een paar dagen goed, of zelfs een paar weken. Uiteindelijk bedenk je een excuus om vals te spelen of een keertje over te slaan en dan nog een excuus en voor je het weet is alles in elkaar gedonderd en ben je weer terug bij af. Klinkt dat bekend? Zo gaat het met mij en alcohol, als ik überhaupt weet te stoppen.

Vanaf mijn twintigste is dit serieus hoe een jaar er normaal gesproken voor mij uitzag. Omdat er altijd een reden is om te drinken, is er ook altijd een reden om niet te stoppen. Oké, meteen na oud en nieuw stop ik. Wacht, de Superbowl is over een paar weken, ik stop daarna wel. We gaan een weekendje weg voor Valentijnsdag, dus nee. O mijn god, het is St. Patrick's Day en March Madness in Vegas. Ik zweer dat ik na dat reisje een pauze ga inlassen. Voorjaarsvakantie. Cinco de Mayo. In juni wordt het lekker weer. Barbecues in de zomer. Oké, ik ga in het najaar echt stoppen, voor de vakantie nog. Shit, ik ben jarig op 1 oktober. Halloween, Thanksgiving, Kerstmis, en voor je het weet is het weer oud en nieuw. Elk verdomde jaar opnieuw ging ik door die bullshitmolen heen. Wat een lachertje! Maar ik vond het toen heel logisch. Ik zag niet dat de twee belangrijkste redenen om te stoppen recht voor mijn neus stonden.

15. Papa drinkt geen wijn meer

Toen ik over het schrijven van dit hoofdstuk nadacht, veroorzaakte de gedachte dat mijn kinderen Quinn en Daniel het zouden lezen kortsluiting in mijn hoofd. Ik wil niet dat ze ooit twijfelen aan mijn liefde voor en toewijding aan hen. Ook is het belangrijk dat ze mijn ziekte en datgene waar ik tegen vocht echt begrijpen, zodat ze hun leven als tiener en jongvolwassene tegemoet kunnen treden met de juiste kennis en vaardigheden. De ongefilterde waarheid is de enige weg voorwaarts. Dus daar gaan we.

Sinds ik jong was heb ik altijd geweten dat ik kinderen wilde. Ik hou van mijn familie, van het feit dat ik de benjamin van vijf kinderen ben en dat we nu nog steeds heel hecht zijn. In mijn onwetendheid dacht ik dat ik ook vijf kinderen wilde, maar zodra Natasha en ik onze dochter Quinn kregen, veranderde ik van gedachte. Ik was hopeloos onvoorbereid op het vaderschap. Voordat mijn dochter werd geboren had ik nog nooit een baby vastgehouden, laat staan een luier verschoond of een baby'tje in slaap gewiegd. Natuurlijk wist ik dat het mijn levensstijl zou veranderen, maar ik had er geen idee van in welke mate. Toen

Natasha en ik mijn ouders de eerste keer vertelden dat ze zwanger was, huilde mijn moeder van geluk. Mijn vader moest lachen. Ik vroeg hem wat er zo grappig was. Tussen het schateren door zei hij: 'Je leven is voorbij. Het zal nooit meer hetzelfde zijn!' Hij had gelijk! Nog steeds lachen we om zijn reactie. Hij sprak uit ervaring.

Quinny was vanaf de eerste dag een druktemaker. Ik vond het geweldig! Ze was zeker niet makkelijk, een veeleisend dametje, maar we leerden ermee omgaan. Natasha was een heel natuurlijke moeder, en ik leerde wat mijn plichten waren van de ene op de andere dag, een spoedcursus eigenlijk. Zodra ik over haar toekomst ging nadenken, kwamen de zorgen. Het kostte me al genoeg moeite mijn eigen leven, en tot op zekere hoogte dat van Natasha, op orde te houden. En nu was ik plotseling verantwoordelijk voor nog een mens, voor haar welzijn, en haar toekomst? Ik kon mijn eigen toekomst niet eens uitstippelen, dus dat zou de situatie alleen maar verergeren. En dat is ook precies wat er gebeurde. Ik hield Quinn in mijn armen en staarde naar haar, vol verwondering en ongeloof dat wij haar gemaakt hadden. Hoe ze met haar ogen, precies die van Natasha, naar me keek, deed mijn hart smelten. Maar die warme gevoelens veranderden iedere keer in paniek. Ik had me beter op haar komst moeten voorbereiden! Regel ik genoeg voor haar toekomst? Hoe ga ik dit allemaal doen? En meteen was ik dan weer weg, niet meer in het moment genietend van de tijd die ik met haar had, maar volledig aan het flippen over dingen die er op dat ogenblik helemaal niet toe deden. Natasha nam haar dan van me over; ik nam een glaasje. Er was een nieuwe, schattige, prachtige, ongelofelijke verantwoordelijkheid in mijn leven en ik ging er gewoon weer op de oude manier mee om. Ik zat de dagen uit, deed alles wat er van me werd verwacht, en in de avond verdoofde ik mezelf.

Flashforward naar de geboorte van onze zoon, Daniel. Toen hij negen maanden oud was, zakte ik echt naar een van mijn afgrijselijkste dieptepunten. Zonder enige waarschuwing werd hij ineens ziek, lusteloos, en kreeg hij gevaarlijk hoge koorts. We gingen met hem naar het ziekenhuis, in de veronderstelling dat hij een routineonderzoek zou krijgen, maar binnen een paar uur werd hij opgenomen, in quarantaine gezet, en leek iedereen om hem heen in paniek, ook de artsen. Het duurde weken voor de artsen het onder controle hadden en maanden voor de specialisten erachter kwamen wat hij precies had en een behandelplan maakten. Hij bleek een auto-immuunziekte te hebben waar hij overheen is gegroeid, na jaren van regelmatige behandelingen bij de oncologieafdeling, ook al was het uiteindelijk geen kanker. De hele toestand was eng, maar die eerste paar weken in het ziekenhuis waren ronduit angstaanjagend. Zoals iedere ouder zal beamen is er niets ergers in deze wereld dan toezien hoe je kind lijdt zonder dat je er iets tegen kunt doen. We voelden ons hulpeloos. Het enige wat we konden doen was hem vasthouden, er voor hem zijn en hem proberen te troosten. Ik koos ervoor dat niet te doen. Mijn adem stokt nog steeds in mijn keel als ik daaraan denk.

Natasha en ik waren elke dag van 's ochtends vroeg tot 's avonds laat bij Daniel in het ziekenhuis terwijl ze hem eindeloos onderzochten. Het was hartverscheurend om hem het uit te horen krijsen. We leunden op elkaar. Er mocht één ouder in het ziekenhuis blijven overnachten. Je had Natasha knock-out moeten slaan en naar buiten moeten sleuren om haar van Daniel weg te krijgen. En dat vond ik oké. Ik kon maar op één manier omgaan met de stress en de angst. Ik ging naar huis, bracht Quinny, die toen nog maar twee jaar was, naar bed en dronk. Ik 'hield het onder controle' voor het geval er iets gebeurde en ik naar het ziekenhuis moest racen, maar ik dronk wel. Ik word misselijk als ik eraan denk. Mijn zoon had daar op sterven kunnen liggen, we wisten het niet, en ik heb er nooit voor gevochten een nachtje bij hem te blijven.

Er zijn momenten geweest in al die jaren van mijn drankmisbruik dat de realiteit van mijn probleem hard aankwam. Dit moment maakte een diepere indruk dan alle andere. Ik was me er volledig bewust van hoe ziek en triest het was, dus je zou denken dat het iets zou veranderen. Het weerhield me er niet van door te drinken. Ik heb ooit in een film gehoord dat 'negentig procent van het ouderschap hem erin zit er gewoon te zijn'. Ik heb dat echt ter harte genomen, maar eigenlijk was het een dwaalspoor. Toen ik nog dronk vond ik het heerlijk om vader te zijn, daar was geen twijfel over mogelijk. We hadden dansfeestjes in de keuken, gingen vaak naar de speeltuin, speelden basketbal, zwommen, visten, deden een Spartan Race, gingen naar een Yankees-wedstrijd, maakten schouderritjes door het huis, lazen boeken, vertelden moppen, keken films, en nog veel meer. Ze wisten dat ik ze zou beschermen als ze naar me toe renden omdat ze zich pijn hadden gedaan of bang waren. Als het lukte, gaf ik ze stiekem meer ijs of snoep en fluisterde: 'Niet tegen mama zeggen.' Ik heb de kinderen zo veel van mijn tijd gegeven, maar ik onthield ze mijn aanwezigheid. Wat we ook aan het doen waren, mijn gedachten werden in beslag genomen door mijn hunkering naar drank en mijn zorgen om de toekomst. Ik was wel bij ze, maar ik was niet echt aanwezig! Helaas wist ik niet dat het meer kon zijn en meer moest zijn dan dat.

Toen ik net in de verslavingskliniek was opgenomen, werd ik verteerd door schuldgevoel, maar dat veranderde al snel in hoop en opwinding. Het duurde niet lang voor ik me realiseerde dat nuchter worden het beste was wat ik voor mijn kinderen kon doen. De wetenschap dat Natasha goed voor ze zorgde en dat ik de vader zou kunnen zijn die ik altijd al had willen zijn, hield me op de been en gaf me de dagelijkse inspiratie om dit in één keer goed te krijgen. Ja, ik telde de dagen af tot ik ze weer kon knuffelen, maar ik omarmde ook de tijd zonder hen om goed voor mezelf te zorgen. Na eenendertig dagen was ik er klaar voor weer met hen verenigd te worden, maar wat ik toen ervaarde overtrof mijn stoutste dromen.

Nog steeds realiseren Quinn en Daniel het zich niet, maar ze zijn anders met me. Ze zijn zich er niet van bewust dat ik ook anders ben met hen. Maar ze voelen het wel. Het enige wat ze opmerkten was dat ik geen wijn dronk bij het avondeten. 'Neem je geen wijn, papa?' Ik was nog maar een paar dagen terug toen ze me al vaker en langer knuffelden, op mijn schoot zaten en een beetje kletsten, ze grepen elke kans om contact met me te maken. Het ging niet om de plek waar ik ze die dag mee naartoe zou nemen of welke fantastische activiteit ik met ze ging doen, we maakten verbinding. Ik wás er, in het moment, focuste me op hen, hun woorden, en verder niets. Ik was voor de volle honderd procent bij ze en dat voelden ze, zonder het te weten. En het is alleen maar beter geworden! Ze zeggen dat kinderen je voorbeeld zullen volgen, niet je advies, en nu vind ik dat oké. Laat ze maar leren door naar me te kijken, ze kijken de hele tijd naar me. Wat ik van hen meekrijg is van een heel andere orde, en iets wat ik niet verwacht had te ontvangen. Het is prachtig om te zien hoe vriendelijk Quinn is, hoeveel zorg ze draagt voor andere mensen en hoe meevoelend ze is. Daniels geduld en rust en algemene vrolijkheid zijn aanstekelijk. Of we nu aan het voetballen zijn, op het vissteigertje zitten of in de auto rijden, ik vind het heerlijk om te luisteren hoe ze praten, wat ze ontdekken.

Nuchter zijn beloont me met zo veel dingen waar ik trots op ben. De manier waarop mijn kinderen me vasthouden en met me omgaan is misschien wel het mooiste. Ze verdienden deze vader al die tijd al en ik probeerde die ook voor ze te zijn, maar ik kon het pas toen ik nuchter werd. Nu ik dat ben, winnen we allemaal! Sinds ik openlijk mijn verhaal vertel, heb ik van honderden mensen gehoord dat ze het ofwel betreuren dat een van hun ouders nooit nuchter is geworden, ofwel dat de nuchterheid van hun ouders het grootste cadeau was dat ze ooit hebben gekregen. Dat snap ik.

Naarmate Quinn en Daniel ouder worden, hoop ik dat ze bij me zullen komen met hun succesverhalen en hun mislukkingen, en heel veel vragen en behoeften die met de jaren ongetwijfeld ingewikkelder zullen worden. Gesterkt door de kennis die ik nu heb van mijn eigen neiging en die van mijn familie om negatieve gevoelens te onderdrukken, zal ik er alles aan doen om mijn kinderen aan te moedigen met ons te praten, het maakt niet uit waarover, zowel de goede als de slechte dingen. Ze zullen een vader hebben die hun de tijd geeft waar ze recht op hebben en de focus en energie die ze nodig hebben. Ik ga genieten van de kostbare tijd die we samen hebben nu ze nog jong en nieuwsgierig zijn, speels en zorgeloos. Ik heb het geluk hun vader te zijn en ik wil dat zij dat ook zo voelen ten opzichte van mij.

16. Sixpacks

In 2016, na tien succesvolle jaren als jurylid bij *So You Think You Can Dance* in de vs, Australië, Canada, Nederland en België, en bij andere talentenjachten zoals *Holland's Got Talent*, nam mijn zelfvertrouwen af. Naarmate mijn angsten toenamen, deed mijn drankgebruik dat ook, waardoor de angsten verergerden, wat uiteindelijk weer leidde tot zelftwijfel. Ik voelde me op zo veel vlakken in mijn leven een oplichter. Ik deed mezelf voor als een fitte, gezonde vent. Als vader was ik er altijd. Ik was een liefhebbende echtgenoot. Bovendien verscheen ik op televisie als iemand die het had gemaakt en geen zorgen had. Laten we eens een kijkje nemen:

Fit en gezond? Niet als ik elke dag een aantal flessen wijn dronk.

Een aanwezige vader? Ik deed alles met mijn kinderen, maar met mijn gedachten was ik er nooit bij.

Een liefhebbende echtgenoot? Niet in die ontelbare nachten dat ik buiten bewustzijn was.

Zonder zorgen? Ik stond strak van de angsten en stress.

Terwijl ik bewust de bovenstaande mythes in stand hield, brokkelde mijn zelfvertrouwen af. Ik zag mijn carrière niet als het resultaat van hard werken, intelligentie en talent, maar van puur geluk. 'Ik was op het juiste moment op de juiste plek,' vertelde ik mezelf en zo veel anderen. Dat is niet helemaal onwaar, maar ik wist wel hoe ik op de juiste plek moest komen en wat ik met de kansen die me waren geboden had gedaan, verdiende meer eer. Helaas zag ik het niet meer zo.

Ik was nooit te trots om toe te geven dat ik niet de beste danser of choreograaf in de zaal was. Mijn uitvoering maakte meer dan goed wat ik als danser miste. Als choreograaf waren het mijn kennis hoe ik moest omgaan met de camera, mijn bereidheid iets in een oogwenk aan te passen en mijn manier van samenwerken die door de producers en regisseurs werden gewaardeerd. Als docent inspireerde ik de kinderen en nam ik de tijd om dingen in kleine stapjes voor te doen voor degenen die er meer moeite mee hadden. Als jurylid bij een talentenjacht was ik niet degene met de mooiste outfit of het coolste kapsel, vocht ik niet om aandacht, maakte ik geen ruzie om maar het laatste woord te hebben. Ik behandelde de deelnemers met respect, vertelde hun en het publiek eerlijk wat ik had gezien en legde duidelijk mijn mening en beslissing uit. Dat zijn kwaliteiten waar ik altijd achter heb gestaan en waarvan ik trots was dat ik ze bezat, maar ik verloor ze allemaal uit het oog.

Ik glim van trots nu ik dit opschrijf, want ik weet wat de waarheid is, en het voelt goed het hardop te zeggen. Ik liet zo veel slechte gedachten mijn hoofd binnensluipen en in plaats van ze aan te pakken onderdrukte ik ze met alcohol, waardoor ze de volgende dag tien keer zo erg weer opdoken. Nogmaals, het was een vicieuze cirkel, eentje waar ik bijna aan onderdoor ben gegaan. Maar ik ben geen oplichter, ik ben mezelf. Ik heb heel veel kansen en talenten gekregen en ik heb daar veel mee gedaan. En ik ben nog lang niet klaar!

In 2016 verborg ik wat er vanbinnen in me omging echter nog steeds door me te concentreren op de buitenkant. Ken je die uitspraak dat je een slechte levensstijl niet weg kunt sporten? Ik heb dat jarenlang wel gedaan. Ik heb dat citaat in ontelbare sportscholen gelezen en zag het als een persoonlijke uitdaging. Ik heb meer dan genoeg mensen doen geloven, mezelf vaak ook, dat ik een gezonde levensstijl had. Heel lang had ik op mijn socialmediaprofielen 'Fitnessfanaat' staan. Ja, ik fitneste ontzettend veel en deed allerlei verschillende vormen van lichaamsbeweging. Maar ik was eerder fitnessafhankelijk. Het maakte niet uit wat ik de avond tevoren had gedaan of dat ik een kater had, ik ging 's ochtends vroeg naar de sportschool om het eruit te zweten en te verbranden. Een wasbordje en salades met gegrilde kip pasten prima in dat plaatje. Waar ik het niet over had en wat ik grotendeels niet liet zien waren de lege calorieën van al die drankjes die ik 's avonds achteroversloeg om de angsten die gedurende de dag waren opgelopen de kop in te drukken. Een zware nacht betekende 's ochtends gewoon wat langer aan de slag in de sportschool. Nu ik dit opschrijf sport ik weer vijf tot zes keer per week. Ja, ik wil er goed uitzien, maar belangrijker is dat ik me goed wil voelen. En ik voel me nu beter dan goed. De keerzijde is dat ik momenteel lijd aan het te veel en te vaak eten van ijs. Ik heb een beetje een buikje. Maar dat is prima. Ik ben gelukkig.

Nu begrijp ik hoe triest het was, maar toen was ik er bijna trots op hoe vroeg ik op kon staan om te gaan sporten, hoe zwaar de nacht ook was geweest. Die shit begon al op de middelbare school. In mijn laatste jaar was ik een van de betere voetballers in onze regio en de avond voor onze eerste wedstrijd ging ik tot twee, drie uur 's nachts uit. Om negen uur 's ochtends had ik een hattrick gescoord. Tijdens mijn studie, toen ik de weekenden naar de dansconventies ging en op Broadway stond in de musical *Footloose*, was ik totaal afgetraind. Ondanks het zware drinken tijdens de weekenden. Ik stop eventjes om op te merken hoe ik hier tussen neus en lippen door mijn korte tijd op Broadway vermeld. Ik zat in de originele cast van een Broadway-show, van de workshops die aan het begin ervan stonden en de try-outs tot aan de uiteindelijke première in oktober 1998. Zo veel mensen dromen ervan op Broadway te staan! Maar voor mij is het alleen een voetnoot bij dit schrijven omdat ik er nauwelijks iets uit heb gehaald. Ik vinkte het af en was blij dat ik dat kon doen gezien de carrière van mijn ouders, maar absorbeerde niets. Ik had een geweldige tijd met de voornamelijk jonge cast, maar zoals met zo veel dingen in mijn leven stond ik te trappelen om door te gaan naar het volgende.

Mijn eerste jaren in LA kenden veel zware nachten, maar die werden altijd gevolgd door hardlopen in de vroege morgen en bezoekjes aan de sportschool. Ik stond in mijn blote bast op het podium en had vrijwel dagelijks audities. Ik moest er goed uitzien. De uren die ik aan het fitnessen was, waren vaak de gelukkigste uren in mijn leven. Het voelde heerlijk om iets te doen waarvan ik wist dat het goed voor me was. Het was ook ontzettend therapeutisch. Mijn alcoholische brein dacht vrijwel elke minuut aan drank. Eerst probeerde ik me te herinneren hoeveel ik had gedronken. Daarna vroeg ik me af hoelang ik het zou uithouden voor ik mijn eerste glaasje nam. En dan ging ik de uren en minuten aftellen. Meestal praatte ik het voor mezelf goed om al eerder te beginnen. Om daarna te proberen niet te snel te gaan. De sportschool verloste me van die shitshow. Het lukte me uit mijn hoofd te komen, de verstikkende gedachten van me af te zetten en gewoon te 'zijn'. De keerzijde was dat ik mijn vooruitgang in de spiegel kon zien, dat ik er steeds afgetrainder uitzag, en daardoor moest lachen om het citaat dat zei dat het niet kon. Ik zei tegen mezelf dat ik anders was, dat ik speciaal was, dat ik ermee wegkwam. Dat soort gedachten zouden me later in mijn leven blijven achtervolgen.

Als twintiger en dertiger kwam het nooit bij me op dat ik zou kunnen lijden aan een angststoornis of mentale problemen zou kunnen hebben, het ging GOED! Heel af en toe vroeg ik mezelf wel af of ik een alcoholverslaving had. Maar zeg nou zelf, hoeveel alcoholisten zijn 1,68 meter lang, zeventig kilo zwaar en helemaal afgetraind? Niemand die ik kende in elk geval – niet dat ik er enig onderzoek naar had gedaan. Bovendien, als ik echt alcoholist was geweest, dan had ik toch nooit zomaar zes maanden kunnen stoppen met drinken om de marathon te doen?

Waar ik ook voor trainde, welk doel ik mezelf op de korte termijn ook stelde, of ik het nu bereikte of niet, uiteindelijk greep ik altijd weer naar de fles. Het toppunt was wel toen *Men's Health* in 2017 belde. Dit tijdschrift belicht niet alleen de lichamen van allerlei mannen, maar bespreekt ook hun gezonde levensstijl, fitness-schema's en eetgewoontes. Ik bedoel, de ironie was bijna lachwekkend. Ik, met mijn ongezonde lichaam en geest, zou op de voorkant van *Men's Health* verschijnen. Op dat soort momenten begon het echt aan me te vreten. De leugens, die leugens uitdragen en alles doen om ze vol te houden; het brak me op. Het was één ding om de foto's voor het tijdschrift te maken, dat was eigenlijk niet zo erg. Ik was op dat moment al vrij goed in vorm, dus ging ik net wat vaker naar de sportschool en at een paar weken wat beter. Het was het interview dat echt afschuwelijk voor me was. Ik weet niet eens meer wat de journalist me vroeg, waar we het over hadden of hoe het ging. Volgens mij ging het niet eens over gezond zijn. Ik weet alleen dat ik me een vreselijke oplichter voelde. Mijn angsten verergerden er ook nog eens door. Toen het tijdschrift uitkwam, was iedereen om me heen door het dolle heen. Ik heb er best veel complimenten voor gekregen. Het was voor mij het bewijs dat ik het weer voor elkaar had. Ik had ze weer voor de gek gehouden.

De ervaring met *Men's Health* was mijn leven in een notendop. Kansen grijpen, mijn schouders eronder zetten en me erdoorheen worstelen, hopen dat een paar mensen het goede eraan opmerken en dan aan het einde een feestje vieren. Niet dat ik het project vierde, maar het feit dat het weer voorbij was en dat ik de mythe in stand had gehouden. Ik word verdrietig als ik daaraan denk, omdat ik juist al die kleine overwinningen in mijn leven had moeten vieren, maar dat kon ik niet omdat ik veel te bang was ontmaskerd te worden.

De dagelijkse uurtjes die ik fysiek bezig was, waren mijn meest aanwezige momenten. Het ging alleen om mij en het doel van die dag. Het kon een eind hardlopen zijn of een bootcamp, of soms iets wat intenser en specifieker was. Ik ben door een fase gegaan waar ik voor Spartan Races, heel uitputtende hindernisbanen, trainde en die dan ook deed. Ik moest dan bergop rennen, klimmen, aan touwen zwaaien, zware rotsblokken tillen, muren op klauteren en in de modder onder draden door tijgeren. Dat was fantastisch! Ik voelde me een beest en ervaarde een oprecht gevoel van voldoening als ik het had gehaald. Ik heb ook een aantal maanden aan boksen gedaan. Dat waren de zwaarste trainingen van mijn leven, en ik genoot er echt van. Mijn trainer was een 'b-boy', oftewel een breakdancer, die ik kende van mijn begintijd in LA en die sindsdien ook trainer was geworden. Hij heet Flo. De energie en levenshouding van die man waren aanstekelijk, en zijn toewijding aan fitness was geweldig. Bovendien zag ik zijn liefde voor zijn kinderen en de band en actieve relatie die hij met hen had, en ik wist dat ik die op een bepaalde manier wilde evenaren. Zijn woorden dat je je kinderen een actieve levensstijl moet voorhouden heb ik altijd bij me gedragen. En nu, vooral sinds ik nuchter ben, zijn we goed op weg.

Flo was inspirerend. Een paar diepere gesprekken die we over het leven en onze worstelingen hadden openden opnieuw de deur voor me om dingen te delen. Hij deelde dingen met me. Ik sloeg de deur dicht. Maar ik beloofde hem en mezelf wel dat ik zou blijven boksen. Dat ben ik inderdaad een tijdje blijven doen, maar zoals alles in mijn leven moest ook dat uiteindelijk wijken voor de drank.

17. Therapie

In 2017 liep een verjaardagsfeestje van een vriend totaal uit de hand en ontaardde het in een drankfestijn van drie dagen, wat leidde tot een serieus gesprek. Natasha smeekte me met haar te praten. 'Ik heb je altijd al gezegd dat jouw drankgebruik ons zal vernietigen,' zei ze. Ze houdt van me, net zoveel als ik van haar, en ik geloof nog steeds dat ze zich bij mijn drankgebruik zou hebben neergelegd als we geen kinderen hadden. Zoveel houdt ze dus van me! Maar het enige waar ze net zoveel van houdt... wie houd ik hier voor de gek, waar ze méér van houdt!... dat zijn onze kinderen. Toen we samen in bed lagen, brak ik eindelijk, stelde ik me open, en moest ik vervolgens uren achter elkaar huilen. Op eenenveertigjarige leeftijd luchtte ik voor het eerst mijn hart. Ze leek niet verbaasd of verdrietig door wat ik zei. Ze was gewoon opgelucht dat ik het aan het verwerken was en het met haar deelde. Ik kan me niet herinneren dat ik voor dat moment ooit iets negatiefs of lastigs uit mijn leven met iemand heb gedeeld. Nooit! Inclusief die keren dat mensen hun worstelingen met mij deelden. Ik luisterde dan wel, maar ik bracht het nooit met mezelf in verband, ik gaf mezelf die kans niet eens, wie het ook was die iets met me deelde. Natasha zei: 'Ik sta niet toe dat je de kinderen hieraan blootstelt. Of je gaat dit nu oplossen, of ik vertrek en neem de kinderen mee.' Ze maakte geen grapje.

Dus stopte ik met drinken. Weer. Dit keer probeerde ik het echt. Ik bezocht een aantal psychologen, maar nam hen en ook het proces niet serieus. Ik dacht dat ik het wel in mijn eentje kon.

Bij elke psychologenpraktijk zou een bordje moeten hangen: WAARSCHUWING: THERAPIE WERKT ALLEEN ALS JE HELEMAAL EERLIJK BENT. Dat kleine beetje informatie zou me tijd, geld en heel wat verwarring over mijn vader hebben gescheeld. Het lijkt voor de hand liggend, maar als je actief verslaafd bent en weet dat je hulp nodig hebt, maar er nog niet helemaal over uit bent of je wel hulp wilt, dan kan het een teringzooi worden. Toen ik de mannen in de verslavingskliniek vertelde dat ik therapie had geprobeerd, moesten ze allemaal lachen omdat ze wisten dat ik de psycholoog allerlei onzin had gevoerd. Ken je dat gezegde 'kennen is herkennen'? Blijkbaar waren mijn slimme zetten, trucjes, geniepige maniertjes en leugens weinig origineel. Ze hadden ze allemaal al eerder gezien en gehoord.

Nadat ik mijn hart bij Natasha had gelucht, ging ik voor het eerst in mijn leven regelmatig naar een psycholoog. In de auto op weg naar mijn eerste afspraak bereidde ik zoals altijd mijn eerste zinnen voor. Eenmaal aangekomen bij de praktijk was ik onder de indruk van de pas gerenoveerde ruimte, vrijwel helemaal in grijs- en wittinten en prachtig ingericht, en van de vriendelijkheid van het personeel. Zonder het te beseffen was ik al in mijn rol geschoten en schreed ik klaar voor de start de kamer van de psycholoog binnen. Ik vermoed dat ze begin vijftig was en ze droeg ouderwetse '*shell toe*' Adidas-sneakers, waarvoor ik haar natuurlijk moest complimenteren. Ze stelde zichzelf voor en gaf mij het woord. Eèèèèèèèn ACTIE! Ik gaf mijn perfecte monoloog ten beste. Mijn toespraak hield perfect het evenwicht tussen gezinsman en zakenman en vermeldde ook nog nederig een aantal successen. Vervolgens vroeg ze of alcohol een negatieve rol speelde in mijn relaties. En toen kwamen de tranen – maar dat was niet de bedoeling.

Ik schrok een beetje van dat onvrijwillige vertoon van emoties en het zette me aan het denken. Misschien zat er wel iets in dit therapiegedoe. Ik zag er in ieder geval genoeg in om terug te gaan en vond het oprecht fijn om over sommige dingen in mijn leven te praten. En ik vond het vooral geweldig om terug naar huis te gaan en aan Natasha te vertellen hoeveel vooruitgang we hadden geboekt. Het feit dat ik het het leukste vond verslag uit te brengen aan Natasha, laat zien dat ik het niet om de goede redenen deed. Toch ging ik ermee door, maar toen begon de psycholoog me echte vragen te stellen. De keer dat ze zich afvroeg hoe belangrijk ik alcohol vond en hoezeer ik er afhankelijk van was, had het volgende antwoord moeten opleveren: 'Het is het eerste waar ik aan denk als ik wakker word. Mijn dag is gepland rond het moment waarop ik mijn eerste glas kan krijgen en zodra ik dat heb, met hoeveel meer ik kan wegkomen. De gedachte dat ik zonder zou moeten is tergend, bijna niet voor te stellen, dus daarom denk ik niet vaak na over stoppen.' Waarschijnlijk heb ik haar verteld dat ik het lekker vond wijn te drinken bij het avondeten en dat ik het moeilijk vond om te stoppen als ik eenmaal was begonnen. Ze vroeg door. Beïnvloedde alcohol een van de relaties in mijn leven? Het juiste antwoord zou zijn geweest: 'Allemaal!' Maar zodra we wat dieper gingen, ging ik halve waarheden verkondigen, hield ik een paar van mijn ergste episodes achter, en liet ik uiteindelijk wat karaktertrekken helemaal weg uit het script. Het duurde niet lang of we hadden een aantal schurken geïdentificeerd.

Pas in het afkickcentrum nam ik mijn goede en slechte eigenschappen onder de loep, analyseerde ik mijn drankmisbruik en alles wat ik had gedaan en erkende ik het effect ervan op mezelf en anderen. Toen zag ik pas welke rol ik er zelf in had gespeeld en nam ik de verantwoordelijkheid voor mijn verleden. Het was niet leuk om mezelf zo kritisch te bekijken, maar het is wel onmisbaar geweest voor mijn afkickproces. Door die opdrachten wist ik me zoveel te herinneren en kon ik zoveel bekennen. Bij de psycholoog was daar geen sprake van. Ze zoomde helemaal in op mijn ouders, vooral mijn vader. Toen ging het echt helemaal mis. Ik geef de psycholoog nergens de schuld van, want ze had namelijk geen eerlijke cliënt tegenover zich, maar ik was hierdoor weken, misschien wel maanden, helemaal van slag.

Nadat we voor de tweede keer mijn vader hadden besproken, was ik ervan overtuigd dat hij te veel druk op me had gelegd, onrealistische verwachtingen van me had en me ertoe dwong zijn eigen dromen uit te laten komen. Ik was gekwetst en ik was boos. Hoe kon de man tegen wie ik al die jaren zo had opgekeken de oorzaak zijn van een groot deel van mijn ellende? Dat kon ook niet, vandaar. Het was bullshit. Nogmaals, ik neem het de therapeut niet kwalijk. Maar wat was mijn eigen rol in deze situatie? Ik had die zelf gecreëerd met mijn leugens en halve waarheden en aanpassingen. Ik was op zoek naar een zondebok, zij kwam met mijn vader op de proppen en in eerste instantie hapte ik toe. Godzijdank kwam ik weer bij zinnen. Mijn vader, Thomas Joseph Karaty, pappie, toen papa en uiteindelijk Tommy K., en nu noem ik hem TK, is ronduit geweldig! Natuurlijk was hij niet perfect toen we klein waren, maar ik weet zeker dat hij zijn uiterste best deed. En dat is alles wat hij ons op onze beurt gevraagd heeft te doen: ons best.

Waarschijnlijk hadden we niet met het gezin op vakantie moeten gaan naar Las Vegas, en zoals ik al eerder heb gezegd, we hadden opener moeten zijn over onze emoties en aangemoedigd moeten worden te praten over hoe we ons voelden. Maar mijn vader stoeide met mij op bed, speelde tussen de schappen in de supermarkt American football met me, coachte een aantal jaren mijn voetbalteam en wist ook nog mijn regionale honkbalteam te coachen terwijl hij als effectenmakelaar werkte en een nieuw bedrijf opzette, hun dansschool. Hij was mijn eerste dansdocent. Ik kan me maar één keer herinneren dat hij echt boos op me was: toen ik op zestienjarige leeftijd mijn moeder respectloos behandelde door tegen haar te vloeken. Ik zat midden in een fase van een half jaar waarin ik alles dacht te weten en volwassenen haatte. Tijdens een ruzie met mijn moeder schreeuwde ik '*Jesus fucking Christ, Mom*' recht in haar gezicht. Nou, dat ging mijn vader te ver en dat liet hij me weten. En niet zo'n klein beetje ook. Ik wist niet dat hij dat in zich had, maar ik had duidelijk zijn grens overschreden. Hij liet me zien hoe hij van mijn moeder hield en haar respecteerde, zodat ik zijn voorbeeld kon volgen bij de vrouw met wie ik trouwde. Ik zal de dingen die hij voor me heeft gedaan nooit vergeten, en hoewel hij een gedreven, hardwerkende man is, heeft hij altijd tijd voor mij gemaakt.

Sinds ik niet meer drink, een logboek bijhoud en kritisch naar mezelf heb gekeken, zijn er meer dingen die ik, wat mijn vader betreft, heb gemist of waar ik toentertijd te weinig aandacht voor had. Nu herinner ik me meer en zie ik in dat hij zijn kennis en de lessen die hij zelf had geleerd aan me doorgaf. 'De belangrijkste beslissing die je in dit leven zult nemen, Daniel, is de vrouw die je kiest.' Dat zei hij toen hij me een keer terugbracht naar Villanova University, toen ik nog in mijn eerste jaar zat. Ik weet niet meer wat de context was, maar het is precies het juiste advies. Mijn ouders zijn nu al meer dan vijfenvijftig jaar getrouwd en ik heb er vertrouwen in dat Natasha ook een schot in de roos is. Mijn vader is haar grootste fan, en zij de zijne! Als jongvolwassene had ik er geen idee van hoe het 'echte leven' van een volwassene eruit zou zien, of hoe het leven met kinderen zou zijn. Laat staan de worsteling met alcoholisme. De zegen die Natasha voor me is, blijft maar groeien.

Toen ik interesse in dansen toonde, was mijn vader zo blij. Hij heeft me nooit gepusht, op geen enkele manier, om het serieus te nemen of om er een carrière van te maken. Eerder het tegenovergestelde eigenlijk. Aan het einde van mijn eerste jaar aan Villanova wilde ik naar een andere universiteit in New York switchen zodat ik door kon gaan met dansen. Hij probeerde me op andere gedachten te brengen zodat ik in Villanova zou blijven, me op mijn studie zou richten en een andere weg in zou slaan. Dansen als hobby was leuk, maar hij had nooit verwacht dat het een passie van me zou worden. Nadat ik een paar jaar later was afgestudeerd, ging ik naar hem toe om te vragen wat hij ervan zou vinden als ik naar Los Angeles zou verhuizen. Hij glimlachte en zei: 'Je moet het proberen. Je wilt later niet terugkijken en je afvragen "wat zou er gebeurd zijn als…?".' Mijn vader is een intelligente man en ik vertrouwde op zijn mening. Als hij niet had gezegd dat ik moest gaan, was ik waarschijnlijk in New York gebleven.

We hebben ook echt wat eerlijke momenten met elkaar gedeeld, toen hij me dingen vertelde die ik niet wilde horen. 'Je bent maar zo goed als je laatste optreden, dus maak je er niet te makkelijk van af.' Daar stak hij me echt mee nadat hij een niet bijster goed optreden had gezien dat ik had gechoreografeerd. Ik werd er gek van omdat hij gelijk had, het was gewoon slecht. Zeggen dat Jessica Simpson te hoog voor me gegrepen was, was niet leuk om te horen, maar wel waar.

Maar het advies dat ik het mooiste vind en dat hij nog steeds wel eens tegen me zegt is: 'Daniel, raak nooit je gevoel voor humor kwijt.' Dat meent hij echt. Als er ooit een dag komt dat je niet meer kunt lachen of om jezelf kunt lachen, dan is het voorbij. In mijn donkerste dagen konden de jongens om me heen me nog steeds aan het lachen maken, ook om mezelf, en dat was voor mij een teken dat het nog niet voorbij was, dat er nog steeds een groot deel van mijn leven voor me lag dat het waard was om te leven. TK heeft weer gelijk. Hij is de meest invloedrijke persoon in mijn leven geweest. De gedachte dat ik tijdens mijn actieve verslaving bijna bereid was hem de schuld te geven van al mijn problemen, in plaats van naar mezelf te kijken, laat nogmaals zien hoe lelijk een verslaving kan zijn.

18. Geen weg meer terug

Nadat ik in 2017 mijn hart had gelucht bij Natasha en een tijdje was gestopt met drinken, was ik in 2018 alweer begonnen. Verrassing! Ik dacht dat ik een manier had gevonden om mijn dorst naar alcohol te stillen, zonder dat Natasha, de kinderen en mijn werk er last van hadden. Nu besef ik dat ik er nog steeds niet echt voor ze was, maar het leek of alles wat beter ging. Ik was een ontzettende alcoholist en ik dronk nog steeds veel te veel, maar ik lette beter op wanneer en waar ik dronk, dus dacht ik dat het oké was. Laat dat even tot je doordringen. Ik vond nog steeds dat mijn alcoholische gedrag en drankgebruik oké was. Achteraf gezien was dat de enige manier waarop ik met mezelf kon leven.

Dus daar was ik weer, in hotel The Grand in Amsterdam. Ik was 's ochtends aangekomen en moest nog de hele dag door zien te komen voor ik mocht drinken. Ik was vastbesloten mijn doel 'niet voor vijf uur 's middags drinken' te halen, omdat dat in mijn verknipte hoofd bewees dat ik de situatie onder controle had. Zodra het vijf uur was, ging ik naar beneden naar de bar om te drinken. Aperitiefjes, wijn bij het eten, digestiefjes. Die avond ging ik terug naar de bar om meer wijn te halen en toen ik in de lift terug naar boven naar mezelf in de spiegel keek, zag ik dat het niet goed met me ging. Maar in plaats van hulp te zoeken, accepteerde ik wat ik zag. Ik kon niet stoppen, ik kon niet veranderen, ik kon niet eerlijk naar mezelf kijken. Ik gaf mezelf toestemming te blijven drinken. Zonder commentaar.

Op dat moment hadden mijn angsten en onzekerheden hun hoogtepunt bereikt. Ik twijfelde ernstig aan mijn eigen kunnen. Ik werd gek van de vragen in mijn hoofd en de enige manier om ze de kop in te drukken was door te drinken. Verdiende ik het om jurylid te zijn? Was ik goed in wat ik deed? Was ik hier wel voor bevoegd? Deze gedachten vraten aan me en werden naarmate de tijd verstreek steeds erger. Ooit was ik zo vol zelfvertrouwen en zeker van mijn standpunten geweest en nu twijfelde ik aan alles. Ik zocht overal om bevestiging, maar zelfs wanneer ik die kreeg, geloofde ik het niet. Ik wist zeker dat ik een oplichter was. En nu was het slechts een kwestie van tijd voor iedereen erachter zou komen. Het was beangstigend en verlammend en de drank was niet genoeg meer om me te kalmeren. Ik dacht dat het tijd was de handdoek in de ring te gooien. Ik moest een carrièreswitch maken. Toen sloeg de pandemie toe en werd de pauzeknop voor me ingedrukt. Godzijdank. Dat had ik even nodig.

19. De pandemie

Er leek geen einde te komen aan de coronapandemie die in maart 2020 begon en de wereld heel hard raakte. Miljoenen mensen stierven, ontelbare bedrijven gingen over de kop, bijna iedereen ging er economisch op achteruit en het verscheurde het land. Ze zal nog tientallen jaren haar mentale en emotionele tol eisen. Persoonlijk raakte ze me zowel economisch als emotioneel hard. Maar de pandemie was voor mij ook een zegen. Dat klinkt misschien vreemd, maar het is echt zo. Ik had een reset nodig. Van 2018 tot 2020 dacht ik een routine gevonden te hebben wat betreft mijn drankgebruik. Mijn carrière bloeide. Natasha en ik hadden samen veel plezier, bij uitjes, thuis en tijdens reisjes, en met de kinderen ging het super. Ik was wat je noemt een hoogfunctionerende alcoholist. Behalve Natasha wist niemand dat ik een probleem had. Van buitenaf gezien was ons leven perfect. En dat liet ik ook zien op Instagram. In werkelijkheid was ik er niet voor Natasha en niet voor de kinderen. Ik werd verteerd door angsten, over mijn werk, waar ik mijn volgende drankje vandaan ging halen, of met wie ik die dag misschien zou moeten praten. De hoeveelheid wijn die ik elke avond dronk, meer dan een fles, soms twee, soms meer, was walgelijk. Laten we ook de lunches af en toe niet vergeten, waarbij ik ook nog wat wijntjes achteroversloeg. Ik was ervan overtuigd dat ik anders was, dat ik de code had gekraakt. Er was geen twijfel over mogelijk dat ik te veel dronk, dat wist ik wel, maar ik deed mijn werk goed, fitnessen was een eitje, ik speelde met mijn kinderen, had het leuk met mijn vrouw. Ik dacht dat ik wist wat ik deed. En toen...

Toen kwam er een lockdown. Zoals je je kunt voorstellen, raakte ik in paniek omdat de slijterijen misschien moesten sluiten, dus bestelde ik genoeg wijn om me over de zomer heen te tillen. Binnen een maand was het op. Ik kon het niet geloven, Natasha al helemaal niet. Laten we een stukje terugspoelen.

De pandemie legde alles onder een vergrootglas. Ik bracht elk wakker moment door met mijn Quinny-Bear en D-Man. Ze hadden mijn hulp nodig bij hun huiswerk, wilden door me worden vermaakt en ik hielp ze maar al te graag. Nog steeds vertellen ze me hoe ze hebben genoten van die tijd samen. Ze gaven er de voorkeur aan boven ons normale leven. We hadden plezier! De ochtenden waren zwaar door het huiswerk, maar we deden ons best. Soms verkleedde ik me als hun docent, we speelden spelletjes, draaiden muziek op de achtergrond, werkten buiten, en deden wat we konden om het leuk en luchtig te houden. Ik sportte met de kinderen in het souterrain, we maakten fietstochtjes, basketbalden, tekenden met stoepkrijt spelletjes op de oprit, enzovoort. Toegegeven, we hadden ontzettend geluk met ons grote huis, prachtige achtertuin, zwembad en alles. Er was meer dan genoeg ruimte en we hadden genoeg dingen om te doen. En dan had je natuurlijk de maaltijden, of moet ik zeggen: festijnen! Natasha kookte elke avond naar hartenlust. We aten als koningen. De maaltijden gingen altijd gepaard met drankjes en die drankjes kwamen elke week iets eerder. Zoals gewoonlijk nam Natasha één glaasje, heel soms twee. Ik dronk veel en snel. De meeste avonden eindigden met harde muziek in de keuken of de achtertuin, een dansje met de kinderen en dan naar bed. Ik ben blij dat ik dat toen voor ze heb kunnen doen, maar verdrietig als ik aan mezelf in die tijd denk, en aan Natasha. Ik gaf de kinderen wat ze fysiek gezien nodig hadden, maar ik dronk elke avond onwerkelijke hoeveelheden wijn. Ik hield me in zodat de kinderen niks aan papa zouden zien, maar zodra ze naar bed waren, ging ik los. Net zo lang tot ik bewusteloos was. Opstaan, spoelen, en dan weer van voren af aan beginnen. Angstaanvallen en hartkloppingen beheersten mijn ochtenden. Nogmaals, ik gaf de kinderen wat ze nodig hadden, maar ik dacht alleen aan mijn volgende drankje en onderdrukte daarmee wat er vanbinnen gebeurde. Ik was er wel, thuis met het gezin, maar ik was er niet voor Natasha of de kinderen. Het begon me eindelijk te dagen hoe weinig ik ze emotioneel gezien te bieden had. Ik werd compleet in beslag genomen door de gekte in mijn hoofd en durfde het eindelijk onder ogen te zien. Ik had hulp nodig.

Ondanks het harde bewijs dat ik veel te veel dronk, bestelde ik nog een lading wijn nadat ik de eerste in recordtempo erdoorheen had gejaagd. Het was nu namelijk duidelijk geworden dat de lockdown voorlopig zou aanhouden. Zoals iedereen had ik het gevoel dat het elke dag Groundhog Day was, met het enige verschil dat ik elke dag iets eerder ging drinken. Met het gevolg dat ik dus ook meer dronk. Het duurde niet lang voor ik het effect ervan ging voelen en zien. Mijn angststoornis ging door het plafond! Sommige ochtenden kon ik nauwelijks ademhalen door de druk op mijn borst. Ik worstelde me door de ochtend, ontbijt en huiswerk met de kinderen, bracht het huis op orde, beantwoordde e-mails voor mijn werk (het waren er niet veel) en vroeg mezelf ondertussen af of ik een hartaanval had gehad of aan een hartaandoening leed door mijn overmatige drankgebruik en was bang dat ik in het bijzijn van de kinderen thuis dood zou gaan. Er was maar één ding dat hielp en aangezien het nu lunchtijd was, nam ik een glaasje. Vrijwel meteen nam de angst af. Was het echte angst, was het angst veroorzaakt door de alcohol of waren het ontwenningsverschijnselen? Dat zal ik nooit weten en ik wil het ook niet weten. Het eerste waar ik aan begon te lijden was kortademigheid midden in de nacht. Soms voelde het alsof ik in mijn slaap stopte met ademen. Gedurende de ochtend had ik het gevoel dat er een gigantische brok vastzat in mijn keel. Dan kwamen de hartkloppingen opzetten en namen ze weer af. Zodra ik door dit alles helemaal was opgejaagd, voelde ik een verpletterende druk op mijn borst.

Dit werd een dagelijks ding. Ik bleef het maar wegdrinken. Wat ik niet kon wegdrinken, waren de zichtbare tekenen van overmatig drankgebruik. Mijn hoofdhuid ging jeuken, werd branderig en rood. Op mijn benen en armen ontstonden rode en droge plekjes. Wat gebeurde er met me? Boven op de angst die werd veroorzaakt door de lockdown en de poging mijn kinderen te onderwijzen en te vermaken, was ik nu ook een wandelende hypochonder die al het mogelijke googelde om erachter te komen wat ik had. Ik weigerde te accepteren dat het door de drank kwam. En dan, zodra ik een glaasje dronk, nam de paniek af. Het is zo triest om daar nu aan terug te denken, maar het was echt zo, en ik bleef het dag in dag uit volhouden. De Zoom-afspraken die ik had met artsen resulteerden in zalfjes voor mijn huidaandoening en medicatie voor mijn angststoornis. Ik was gered! De artsen hoefden niet te weten hoeveel wijn ik dronk, dus loog ik tegen ze. De diagnose die ik kreeg was stress vanwege de pandemie en de lockdown. Een paar dagen later waren mijn symptomen drastisch afgenomen. Dit zou het perfecte moment zijn geweest om het kalmer aan te gaan doen en mijn drankgebruik onder controle te krijgen. Dat wist ik, maar ik ben alcoholist. De deur van de bar stond nu wijd open, er was niets wat me nog tegenhield. Natasha en ik gingen in die tijd veel om met een van mijn vrienden en zijn vrouw, en hij en ik stelden onszelf steeds nieuwe doelen wanneer we zouden stoppen, of in ieder geval zouden minderen. Bij mij is dat er nooit van gekomen.

De zomer brak aan en het leven voelde zo langzamerhand wat normaler aan. De kinderen gingen naar een dagkamp, Natasha en ik brachten meer tijd met vrienden en familie door en ik ging golfen. Al met al hadden we het best wel goed. Helaas probeerde RTL, het mediabedrijf waar ik voor werk, mijn contract te beëindigen. Dat zorgde voor een aantal stressvolle, pijnlijke weken. Ja, ze hadden het moeilijk, net als zo veel andere bedrijven, maar ik had niet verwacht dat ze een meer dan tienjarige werkrelatie zonder pardon zouden weggooien. Het voelde vreselijk respectloos en gemeen, vooral door hun gebrek aan communicatie met mij. Uiteindelijk vonden mijn manager en mijn advocaat een oplossing om het contract in stand te houden. Alle partijen waren tevreden en we konden weer door één deur met elkaar, maar wat er toen gebeurde, greep me echt aan. Nadat het productieteam me had gezegd dat ik naar Nederland mocht reizen om te werken, pakte ik mijn koffers en bereidde mezelf voor op de opnames van het nieuwe seizoen van *Holland's Got Talent*. Het reisschema bevatte ook een lange quarantainetijd in Nederland en weer een als ik terug was in de Verenigde Staten, maar uiteindelijk waren geen van beide nodig. Ik mocht er niet in. Ik mocht niet eens het vliegtuig in. Het productieteam was verkeerd ingelicht en na tevergeefs alle mogelijkheden te hebben uitgeput om me toch naar Nederland te halen, werd ik als jurylid door iemand anders vervangen. *Holland's Got Talent* was het programma waar ik het langste voor had gewerkt en nu moest ik toekijken hoe er iemand anders op mijn stoel zat. Arme ik! Ik vond mezelf zo zielig. Dus wat deed ik? Drie keer raden.

Er zijn ontelbare lessen en vaardigheden die ik tijdens mijn afkickproces heb geleerd en onthouden. Een van de belangrijkste daarvan is dat ik me alleen zorgen moet maken over dingen waar ik zelf invloed op heb. Dat klinkt simpel, maar dat was het niet voor mij. *Holland's Got Talent* is daar een voorbeeld van. Ik was gefixeerd op het feit dat ik niet kon gaan en zwolg in de ellendige gevoelens over hoe oneerlijk het allemaal was. Dat was zinloos, een totale verspilling van tijd en energie, en het zorgde ervoor dat ik in zak en as bleef zitten. Niet lang daarna kreeg ik nog een tegenslag te verwerken. Eentje die ik in het oog moest houden (niet grappig bedoeld). Ik verloor bijna mijn linkeroog.

Een reeks ongelukkige omstandigheden leidde tot een bizar ongeluk dat compleet ontspoorde. Dit is de beste verklaring die de dokters ervoor konden geven. Ik was aan het golfen en moest vanuit de bunker slaan, mijn tweede huis op de golfbaan. Mijn perfecte swing lanceerde een wolk van zand in mijn gezicht, waarvan er ook wat in mijn oog terechtkwam. Dat moet mijn hoornvlies hebben geraakt. Later die dag was ik op het meer aan het suppen met mijn dochter en viel ik in het water. Een of andere schimmel moet in het wondje op mijn hoornvlies zijn gekropen en veroorzaakte daar een ramp. De volgende dag had ik last van mijn oog, het jeukte en raakte steeds geïrriteerder. De dag erna werd ik wakker en kon ik er niets meer mee zien. In een oogwenk (weer niet grappig bedoeld) lag ik in het ziekenhuis. Ik was doodsbang. Ik zag dat de artsen heel snel handelden en spraken, en vroeg: 'Ik ga weer kunnen zien, toch?' Een van de artsen antwoordde dat ze op dit punt alleen bezig waren het oog te redden. Ik viel haast van mijn stoel. Wat bedoel je verdomme met 'redden'?

Het bleek dat ik een hoornvlieszweer had die zich vliegensvlug verspreidde en op een agressieve manier mijn hele oog in beslag nam. Ze spoten die plat met antibacteriële- en antischimmeldruppels. Elke twee uur druppelden ze mijn oog en doorstond ik helse pijnen. Het was ondraaglijk. Na een paar weken bevestigden ze dat mijn oog was gered. Na een paar maanden bevestigden ze dat mijn hoornvlies was gered. En op het laatst kon ik ook weer zien. Het was een wonder, en als een arts dat zegt, dan weet je dat dat iets betekent. Hij prees me om mijn discipline, dat ik elke twee uur gedruppeld had, zelfs gedurende de nacht, wekenlang, maandenlang. Die toewijding had blijkbaar alle verschil gemaakt. Ik had geen enkele geplande druppel gemist. Klinkt die discipline je bekend in de oren? Je zou denken dat ik in zo'n wanhopige situatie waarin ik een oog had kunnen verliezen zou stoppen met drinken of in ieder geval minder zou gaan drinken. Mijn lichaam moest genezen! Maar mijn drankgebruik escaleerde juist. Ik deed echt alles wat in mijn macht lag om mezelf te genezen, behalve de drank wegnemen. Ik was depressief, zat op een heel donkere plek (weer niet grappig bedoeld) en ik maakte het nog veel erger. Op een morgen keek Natasha me aan en zei vriendelijk dat ik moest kappen met dat zelfmedelijden en moest stoppen met zoveel te drinken. Ik beet haar toe: 'Weet je wel wat ik nu moet doormaken?' en wees naar mijn oog. Ze antwoordde terecht dat we dat allemaal moesten doormaken. Niet alleen ik, maar zij en de kinderen ook. God, ze had zo'n gelijk.

Haar woorden kwamen hard bij me aan. Alcoholisme is zo'n egocentrische ziekte. We denken dat we alleen onszelf pijn doen, maar we doen iedereen om ons heen ook pijn. Ik wist het, ik begon het door te krijgen, er moest iets veranderen.

20. De man die ik geworden was

2021 begon zoals zo veel andere jaren, vol met bullshitvoornemens en gebroken beloftes. Ik wilde stoppen. Ik was er nog nooit zo slecht aan toe geweest, zag er ellendig uit en voelde me ook zo, en ik was nu officieel geschift. Elke avond dacht ik: oké, morgen begin ik te minderen. En elke ochtend had ik het zwaar en telde ik de minuten en uren tot ik verlichting kon krijgen. Op een bepaald ogenblik zwaaide ik met de witte vlag. Maar ik gaf me niet helemaal over, het was meer een aanvaarding dat dit mijn lot was. Dit is wie ik ben, dit is wat ik doe. Ik kan niet zonder leven. Het zou wijs en verstandig zijn geweest om dit met mijn levenspartner te delen, maar zoals altijd besloot ik het te verbergen.

Toen reed ik op een dag, midden in de pandemie, door mijn prachtige thuisstad Wyckoff, New Jersey. Op weg naar de slijterij om voor die avond in te slaan luisterde ik zoals gewoonlijk naar een sportprogramma en hoorde dit citaat: 'Je bent pas echt de man die je bent als er niemand naar je kijkt.' Het duurde een paar seconden tot ik dat had laten bezinken, maar toen welden de tranen op en moest ik de auto aan de kant zetten. De dertig minuten die daarop volgden zat ik geïrriteerd in mijn auto op de parkeerplaats en moest ik aan de ene kant onbedwingbaar huilen en aan de andere kant bleef ik me afvragen wat de fuck er met me aan de hand was. Voor het eerst in jaren zag ik de man die ik geworden was, de echte, en ik vond hem verschrikkelijk. Ik haatte hem. Wat was er met me gebeurd?

Ik dronk in het geheim, net genoeg om me normaal te voelen, maar niet genoeg om het zichtbaar te laten zijn. Mijn angststoornis liep weer de spuigaten uit. Mijn paranoia ook. Ik dacht dat iedereen het doorhad. Daarna dacht ik weer dat ik zo slim was dat niemand het doorhad. Vanaf het moment dat ik mijn ogen opendeed tot aan het moment dat ik knock-out ging, dacht ik aan drinken. Ik at nauwelijks. Het lukte me niet meer 's ochtends uit bed te springen en was nu juist de laatste die opstond. Op een morgen liep Quinn, die toen negen was, naar de rand van mijn bed en keek me aan. Ze hield haar hoofd schuin en zei met een oprecht bezorgde blik in haar ogen: 'Papa, je ziet er niet zo goed uit.'

Wanneer was het genoeg geweest? Ik had genoeg geleden. Ik weet dat Natasha genoeg had geleden. En nu de kinderen ook. Ongeveer twintig minuten later liep ik de kamer in waar Natasha zat. Ze was duidelijk boos, gekwetst en ze was het spuugzat. 'Ik heb hulp nodig.' Ik weet niet zeker of het de eerste keer was dat ik het zei, maar ik weet verdomde goed dat het de enige keer was dat ik het meende. Binnen een paar uur had Natasha een aantal afkickklinieken gebeld. Ik voelde me op een vreemde manier opgelucht omdat ik op dat moment geen enkele keuze meer had. Ze keek me met tranen in haar ogen aan en vroeg me of ik alsjeblieft niet wilde drinken omdat dit mijn laatste dag thuis met haar en de kinderen zou zijn. Ik beloofde haar dat ik dat niet zou doen, en ik meende wat ik zei. Een half uur later zat ik in mijn auto tegenover de slijterij. Dat is de verslaving. Dat is de ziekte. Ik zat daar en ik zei tegen mezelf: 'Niet naar binnen gaan, niet naar binnen gaan.' Ik ging naar binnen.

Een paar uur later liep ik de afkickkliniek in.

De rit van een uur naar de verslavingskliniek in het zuiden van New Jersey was ronduit vervreemdend. Natasha was zichtbaar aangedaan en verdrietig, maar ze was er duidelijk klaar mee en was woedend, wat ze verdomme ook zou moeten zijn. Ze wilde me weg hebben! Terwijl ik in de passagiersstoel zat, dronk ik twee biertjes om de nare ontwenningsverschijnselen die ik kreeg, zoals trillen, zweten en misselijkheid, te verzachten. Daar zat ik dan onderweg naar de afkickkliniek te drinken, terwijl ik Natasha een lijst probeerde te dicteren van dingen die gedaan moesten worden in mijn afwezigheid, en haar de hele tijd smeekte op me te wachten. Ik was bang dat ze me zou verlaten terwijl ik weg was. De to-dolijst was op z'n best een laatste poging om te helpen, op z'n slechtst een trieste manier om aan te geven wat ik nog steeds wel niet allemaal voor het gezin deed. Ze liet me uitpraten, maar ik geloof niet dat ze luisterde. Ze leek geïrriteerd door mijn schorre stem en trage manier van praten. Laat staan hoe ik eruitzag, pafferig, moe en met bloeddoorlopen ogen. Ze zei dat ik me nu op mezelf moest concentreren. Dat maakte me doodsbang, maar ze had gelijk.

Er was een soort gevoel van vrijheid, een gewicht dat van mijn schouders viel, vanaf het moment dat ik eindelijk om hulp vroeg, maar dat verdween zodra Natasha bij de kliniek stopte. Ineens werd alles akelig echt. Terwijl de tranen langs haar wangen stroomden, drong ze erop aan dat ik me moest concentreren op beter worden. De pijn op haar gezicht en de gekwetstheid in haar stem waren hartverscheurend, maar ik was zoals altijd egocentrisch en merkte vooral op dat ze niet uit de auto stapte om gedag te zeggen, dat ze de motor liet draaien. Ik herhaalde mijn smeekbede of ze alsjeblieft op me wilde wachten toen ik mijn bagage van de achterbank pakte; zij vroeg me alleen om beter te worden. Ik stond daar maar, met mijn hand op de deurgreep, bang de autodeur dicht te doen. Toen sloot ik de deur. Ze was al weg voor ik de ingang van de kliniek had bereikt.

21. De afkickkliniek

Natuurlijk bleef ik een acteur en ik weet nog dat ik naar het personeel glimlachte toen ik de kliniek binnenliep en even stil bleef toen ze vroegen: ‘Hoe gaat het met je?’ Met een zelfgenoegzaam lachje zei ik iets als: ‘Naar omstandigheden goed.’ Ik probeerde het personeel voor het lapje te houden, echt triest, maar ik ging gewoon aan. Alsof ik ze wilde laten denken dat ik er niet zo erg aan toe was als alle anderen die incheckten. Daar stond ik, opgezwollen en verslagen, mijn bezittingen teruggebracht tot een handbagagekoffertje en een weekendtas, en alsnog probeerde ik een goede indruk te maken. Ik werd verteerd door schuldgevoel omdat ik Quinn en Daniel had achtergelaten, hen eenendertig dagen niet zou zien, en vroeg me af of Natasha thuis mijn zooi al aan het inpakken was.

Tijdens de intake was ik voor het eerst in mijn leven eerlijk tegen iemand over de hoeveelheid drank die ik dagelijks dronk. Voor het eerst ooit. Ik dacht toen dat ik een buitengewone, onvoorstelbare mededeling deed, maar de vrouw achter het bureau knipperde niet eens met haar ogen, ze glimlachte alleen maar, was lief en behulpzaam. De vragen over mijn werk waren slechts een formaliteit, het kon haar in de verste verte niet schelen. Dat was op een vreemde manier troostend. Ik leverde mijn telefoon, portemonnee en losse muntjes in en werd naar een andere kamer geleid waar twee heren zaten. Ik pretendeer niet te weten hoe het er in de gevangenis aan toe gaat, maar ik kan me zo voorstellen dat wat er toen gebeurde lijkt op de vernederende procedures daar bij binnenkomst. Nadat ze de hoeveelheid alcohol in mijn bloed hadden gemeten, die boven de limiet was om auto te rijden maar niet schrikbarend hoog, bleken mijn vitale functies allemaal in orde. Toen moest ik me uitkleden, helemaal. Terwijl ik spiernaakt in het midden van de kamer stond, bestudeerden de twee mannen mijn hele lichaam en noteerden ze elk plekje, elke moedervlek en elke schram. 'Even uw penis optillen, alstublieft, en nu de balzak. Buig voorover en spreid uw billen.' Blijkbaar proberen drugsverslaafden soms drugs mee te smokkelen in hun aars. Bij elke vraag en instructie zonk ik dieper. De gedachte hoe ik hier terecht was gekomen raasde door mijn hoofd, afgewisseld met het schuldgevoel over mijn kinderen. In werkelijkheid was dit absoluut het beste wat ik voor ze kon doen, maar zo voelde het in het begin helemaal niet. Ik, getrouwd met een ongelofelijke vrouw, met twee geweldige kinderen, een fantastische carrière, had het leven bij de ballen gegrepen, zoals mijn broer altijd zei. Maar tegen de sluwheid van alcohol kon ik niet op.

Mijn verblijf begon in de ontwenningszaal om mijn ontwenningsverschijnselen te reguleren en me op een veilige manier van de alcohol af te laten kicken. De artsen gaven me een lage dosis librium, een kalmeringsmiddel, en daarna kreeg ik een eigen kamer, wat blijkbaar een beetje een luxe was. De meeste patiënten moesten een kamer delen. Ik verwelkomde het alleenzijn, ging ervan uit dat een verpleegkundige elk uur bij me zou komen kijken. Mijn bagage werd naar de grote, schone, vrijwel lege kamer gebracht, maar ik had geen energie om die uit te pakken of te ordenen. Ik liet de lichten en de televisie uit. Starend naar het plafond lag ik in bed aan mijn gezin te denken. Ik voelde me schuldig, worstelde met gedachten aan de kinderen, waar ze waren, wat ze deden, en ik vroeg me af of ze me misten, hoopte het eigenlijk. Natasha en ik hadden aan ze uitgelegd dat papa een maand bij een paar dokters moest blijven om te leren op een gezondere manier te leven. Het was een moeilijk gesprek om met een zevenjarige en een negenjarige te voeren, maar ze toonden in elk geval interesse. Ik wees ze op een aantal van mijn slechte gewoontes en zei dat ik te veel wijn dronk, dat dat niet goed voor me was. Daniel vroeg waarom ik zo veel sportte en dan te veel wijn dronk. Dat is de hamvraag, kereltje. Als de tijd er rijp voor is en ze oud genoeg zijn om het helemaal te begrijpen, zal ik ze vertellen waar ik precies doorheen ben gegaan. Ze moeten weten dat alcoholisme in de familie zit en dat ze voorzichtig moeten zijn. Ik zal ze er zoveel mogelijk over leren en met ze delen als ik kan.

Hoewel ik katholiek ben opgegroeid, een tijdlang naar een katholieke school ben gegaan en de eerste vijftien jaar van mijn leven elke zondag met mijn familie naar de kerk ging, had ik God in geen jaren om hulp of begeleiding gevraagd, zeker niet op een actieve manier. In de jaren voor de pandemie veranderde dat een beetje, ging ik weer bidden, niet regelmatig, maar wel meer. Ik praatte met mijn oudste broer, Tommy, die best spiritueel is, en stelde hem heel veel vragen. Ik was de weg kwijt en zocht naar antwoorden. Op welke vragen? Dat wist ik niet, maar ik was wanhopig op zoek naar een richtsnoer. Nu mag je dit opvatten zoals je wilt, dat is helemaal oké, maar die eerste nacht in het afkickcentrum bad ik urenlang, zo leek het tenminste. Ik opende mijn hart en mijn geest, schreeuwde om hulp, smeekte om een richtsnoer. Ik had alle hoop verloren en had geen ideeën meer. Ik lag op mijn rug te huilen en zei letterlijk: 'Ik geef het op.'

De volgende morgen werd ik wakker met een kalmte die ik in geen jaren had gevoeld, misschien sinds ik een kind was niet. Ik voelde me vredig. Je mag dit toeschrijven aan wat je maar wilt, iedereen heeft een andere mening, en mij maakt het niet uit. Wat ik je kan vertellen is dat ik me die nacht aan God overgaf en dat Hij me eraan herinnerde wat belangrijk is. De volgende dag was het begin van iets nieuws, iets bijzonders.

De daaropvolgende dertig dagen waren anders dan hoe ik jarenlang had geleefd. Ik had een zorgeloos gevoel. Ik stond niet meer aan het roer, en daar had ik vrede mee. Ik was echt aanwezig! Hoewel ik in het begin vanwege het protocol nog een aantal dagen boven in de ontwenningszaal moest blijven, mocht ik alvast naar beneden gaan om bij verschillende sessies aan te schuiven. De kamers zaten vol met mannen uit alle lagen van de bevolking, met allerlei verschillende problemen en een voorkeur voor allerlei verschillende drugs. En toch hadden we allemaal één probleem gemeen. Verslaving. Binnen een paar uur was het tot me doorgedrongen dat ik niet anders was dan de vent die op de hoek van de straat heroïne spoot. Ik luisterde, vertelde dingen, en ik durf wel te zeggen dat ik erbij hoorde. Het was alsof ik mijn soort mensen had gevonden. Hoe meer ze hun waarheid met me deelden, hoe meer ik de mijne ging begrijpen. Ik was niet alleen. Er waren andere mensen net als ik. Ze denken, handelen en lijden net als ik. Het gaf me enorme troost, en de moed om mijn masker af te zetten en mezelf te zijn. Binnen een paar dagen waren alle ontwenningsverschijnselen verdwenen en voelde mijn lichaam normaal aan. Dat was iets wat ik in geen maanden, misschien zelfs jaren, had gevoeld. Eindelijk mocht ik naar beneden verhuizen en werd ik officieel deel van de groep. Deze mannen praatten met elkaar, echt praten, niet alleen over sport en werk. En ze lachten! Dat is iets waarvan ik dacht dat ik het nooit meer zou doen toen ik de afkickkliniek binnenliep. Iedereen had natuurlijk te maken met andere omstandigheden, maar er was daar echt sprake van broederschap, we steunden elkaars afkickproces, onze pogingen nuchter te worden en een beter leven te leiden. Ik voelde me op mijn gemak als ik over mijn gevoelens sprak, over wat er in mijn hoofd omging en wat ik dacht dat ik nodig had. En ongelofelijk genoeg wilde ik ook luisteren naar de gevoelens en problemen van de anderen, iets waarvan ik me niet kan herinneren dat ik daar ooit eerder toe bereid was geweest.

Ik ging niet naar een of ander chique vijfsterrenresort voor rijke en beroemde mensen, ik ging naar een afkickcentrum. Het echte werk. Het was nieuw, schoon, met goed eten en fantastisch personeel. Het was ook zonder opsmuk. We concentreerden ons op het afkicken. Eenmaal beneden installeerde ik me in de kamer waar ik de rest van mijn verblijf zou blijven. Zoals gebruikelijk pakte ik mijn koffers uit, ordende mijn persoonlijke ruimte, die bestond uit bed, nachtkastje en leesstoel, en hield mijn kant van de kamer vlekkeloos schoon. Mijn kamergenoot had daar niet blijer mee kunnen zijn en hij maakte me continu aan het lachen. We kwamen uit heel verschillende werelden, maar we konden goed met elkaar overweg en we hadden onze verslaving gemeen.

De dagen bestonden uit bijeenkomsten waarbij elke man vertelde wat zijn naam was, hoeveel dagen hij clean was en hoe hij zich voelde, gevolgd door therapiesessies, AA-bijeenkomsten – Alcoholics Anonymous –, 12-stappensessies, meditatie- en yogalessen, fitnessen, enzovoorts. Alles was de hele tijd gericht op afkicken, als je ervoor koos aan alles mee te doen, en dat deed ik.

Ik had wel eens gehoord over een 12-stappenplan dat werd gebruikt bij alcoholisten en verslaafden, waarschijnlijk op televisie en in films, en misschien in wat boeken die ik heb gelezen, maar ik had je absoluut niet kunnen vertellen wat die stappen inhielden. Ik kan me niet eens meer herinneren of ik wist dat het een op AA geënte kliniek was toen ik toestemde naar het afkickcentrum te gaan. Godzijdank was het dat wel, *no pun intended.* De eerste van de twaalf stappen is namelijk dat je toegeeft dat je machteloos staat tegenover alcohol en dat je leven stuurloos is geworden. De koppige, afgrijselijk hoogmoedige klootzak die ik was, had er jaren, decennia zelfs, over gedaan om dat feit te accepteren. Maar toen ik aankwam bij het afkickcentrum, had ik dat eindelijk gedaan.

De tweede en derde stap zijn voor heel veel mensen lastig omdat God zijn intrede doet. De tweede stap is dat je gelooft dat er een hogere macht is die je geestelijk weer gezond kan maken en de derde dat je besluit je wil en je leven aan de zorg van God, zoals jij Hem ervaart, over te dragen. Zodra je God noemt, zijn veel mensen weg. Degenen die in het stappenplan geloven, zullen proberen de mensen die het nodig hebben te overtuigen dat hun hogere macht van alles kan zijn, in de hoop dat ze niet afhaken. Jouw 'God' kan alles zijn wat je wilt. In de korte tijd dat ik met het stappenplan bezig was, heb ik ontelbare alcoholisten gezien die niet verder kwamen dan stap 3. Mijn relatie met God is door de jaren heen een ingewikkelde geweest en hoewel ik altijd gelovig ben geweest, heb ik vanaf mijn late tienerjaren tot ik in de veertig was weinig moeite gedaan om een relatie met Hem op te bouwen. Toen begon God, zoals mijn broer Tommy zegt, aan me te werken. Eerst waren het slechts vluchtige momenten, maar ik ging me afvragen wat de zin was van mijn leven, mijn werk en mijn doelen, en heel soms liet ik me overhalen mee naar de kerk te gaan. Dat waren rare ervaringen voor me omdat ik ontzettend geëmotioneerd raakte als de pastoor sprak. Ik kan me herinneren dat ik een keer tegen mijn tranen vocht toen hij het had over een man die de zin van zijn leven had gevonden, en eigenlijk overmand werd door emoties. Ik vond het niet leuk, ik wilde niet naar de bron van die emoties gaan en ik wilde er verdomme al helemaal niet over praten. Toch waren er ook een paar bijeenkomsten voor mannen waar mijn broer me voor uitnodigde en waar ik heen ging, zij het met enige terughoudendheid. Je mag het noemen wat je wilt – ik noem het God –, maar er was iets wat me aanspoorde een beter pad te zoeken, en die aansporing ging ik heel langzaam volgen. Helaas was ik nog niet klaar met drinken, en dat vertraagde mijn zoektocht enorm, maar toen de tijd ervoor aanbrak, was ik klaar voor de tweede en de derde stap. Maar stap 4 was een heel ander verhaal.

Zet kritisch en onbevreesd al je tekortkomingen en misstanden op een rij – dat is stap 4. Niet dat mijn sponsor me bij de eerste drie stappen niet hielp, maar bij stap 4 zette hij echt een tandje bij. Een AA-sponsor is meestal iemand die langer dan een jaar nuchter is, zelf is geweest waar jij nu bent, en jou kan helpen met nuchter blijven en met je leven, vragen kan beantwoorden en je bij de twaalf stappen kan begeleiden. Nadat ik in eerste instantie wat namen en gebeurtenissen had genoteerd, drong mijn sponsor er bij me op aan de tijd te nemen om dieper in mijn leven te graven. Nou, wat begon als een schijnbaar rechttoe rechtaan proces puilde uit in een compleet notitieboekje vol relaties en ontmoetingen uit mijn leven. Na weken en maanden geschreven te hebben, grepen mijn eigen woorden me bij m'n kladden, dwongen ze me mijn eigen rol en schuld te erkennen in situaties waar ik al heel lang wrokkig om was. Echt 'kritisch en onbevreesd' in mijn leven graven duurde veel langer dan ik had verwacht en gehoopt, haalde veel meer oude koeien uit de sloot dan ik me wilde herinneren en zette uiteindelijk mijn karakter in een akelig fel licht. Sinds ik jong was vermeed ik al confrontaties, uitte ik nooit mijn emoties en keerde ik mensen zonder enige uitleg of zelfreflectie de rug toe. Nu kon ik me niet meer verstoppen. Ik had dit allemaal zelf naar boven gehaald, met mijn eigen verhalen, in mijn eigen woorden. Het voelde niet goed, maar het maakte veel dingen uit mijn verleden duidelijk en verklaarde waar iedereen was gebleven.

De volgende stappen waren als volgt:

Stap 5: Beken aan God, aan jezelf en aan iemand anders, voor de meeste mensen hun sponsor, wat je precies fout hebt gedaan. Mijn besluit, nog voor ik de afkickkliniek had verlaten, om open en eerlijk over mijn verslaving te zijn, zorgde ervoor dat ik al met deze stap was begonnen voor ik stap 4 had afgerond. Dus ik had de angst om mijn fouten toe te geven al getrotseerd. Ik was er klaar voor. Hetzelfde geldt voor de volgende stap: Wees volkomen bereid om God die gebreken weg te laten nemen, stap 6.

Stap 7: Vraag God nederig om al je tekortkomingen weg te nemen. Gebed en meditatie zijn nog nieuw in mijn leven en hoewel er geen 'juiste' manier is om dat te doen, wilde ik er wel zeker van zijn dat ik het niet alleen voor de vorm deed.

Stap 8: Maak een lijst van alle mensen die je kwaad hebt gedaan en maak het met iedereen goed. Ik was vanaf stap 4 al met deze lijst bezig, dus die had ik voor het grootste gedeelte klaar. Wat er hierna gebeurde, was ingewikkelder.

Het goedmaken (stap 9) was niet zo simpel als ik had gehoopt. De uitleg bij deze stap is: Maak het indien mogelijk meteen goed met de betreffende mensen, behalve als dat hen of anderen pijn doet. Het was heel belangrijk voor me dat ik niet uit egoïsme handelde of dat ik me er te gemakkelijk vanaf maakte, vooral omdat ik al zo lang confrontaties had vermeden. De beslissing nemen om mensen uit mijn verleden wel of niet te benaderen, vooral degenen met wie ik al jaren niet heb gesproken, was iets wat ik voorzichtig moest doen en waarbij ik met alle partijen rekening moest houden. Het ging er niet om mijn eigen hart te luchten zodat ik me beter zou voelen. Mijn sponsor en ik bedachten samen een geschikte manier om het goed te maken. Wat ik tegenkwam waren mensen van wie ik blij ben dat ze in mijn leven zijn, mensen die bereid waren me aan te horen, dankbaar waren voor mijn eerlijkheid, en mijn woorden en verontschuldigingen accepteerden.

Tijdens het schrijven van dit boek heb ik stap 9 nog niet afgerond. Ik ben er nog actief mee bezig, maar bij sommige mensen zal het langer duren om het goed te maken. De laatste drie stappen zijn eigenlijk bedoeld als een soort onderhoud van de eerdere en bieden een pad om voorwaarts te gaan in je leven. Op een bepaalde manier doe ik deze stappen al, maar officieel ben ik daar pas als ik het met iedereen heb goedgemaakt.

Stap 10: Blijf jezelf onder de loep nemen en je fouten toegeven.

Stap 11: Probeer door gebed en meditatie je bewuste contact met God, zoals jij Hem ervaart, te verbeteren en alleen te bidden om het kennen van Gods wil en de kracht om die uit te voeren.

Stap 12: Beleef een spiritueel ontwaken door de voorgaande 11 stappen van AA te doorlopen, breng de boodschap van AA naar anderen die het nodig hebben en volg de principes van AA in al je dagelijkse bezigheden.

Dit stappenplan kan soms afschrikwekkend, irritant, onmogelijk en onnodig lijken. Weet je wat ze er nog meer over zeggen? Het werkt als jij je erdoorheen werkt. Daar zeg ik 'amen' op.

Ik luister naar heel veel sportprogramma's, waarschijnlijk te veel, maar ik ben dol op sport en sommige commentatoren vind ik echt heel vermakelijk. Colin Cowherd is er daar een van. Hij is een beetje tegendraads, maar zelfs als ik het niet met hem eens ben, respecteer ik zijn standpunt. Hij heeft het ook best vaak over sociale of maatschappelijke aangelegenheden. Toen ik op een dag naar hem aan het luisteren was, maakte hij een interessant punt: 'We noemen de vent die overdag op de hoek van de straat alcohol zit te drinken een zwerver. We noemen de vent die overdag op zijn boot alcohol zit te drinken stijlvol.' Het is jaren geleden dat ik hem dat hoorde zeggen, maar ik ben het nooit vergeten.

Ik heb zo'n beetje alle drankfases gehad. Bier, shotjes, mixdrankjes, terug naar bier, martini's, een goede Schotse whisky, noem maar op. Wijn, met name rode wijn, werd mijn voorkeursdrankje. Rode wijn is stijlvol, nietwaar? Een lekker glas wijn, of drie, bij de lunch is oké. En een goede fles bij het avondeten? Helemaal oké. Zelfs als ik daarna nog alles wat voorhanden was opdronk.

Mijn bereidheid mijn drankgewoontes te rechtvaardigen was

eindeloos. Brunch of lunchplannen waren perfect om vroeg te kunnen drinken. Een dagje naar het strand kon niet zonder. Als ik vloog, sprak het voor zich, hoe laat het ook was. Zolang het wijn of champagne was en ik van een lekkere lunch genoot, op een mooi strand lag, of aan het loungen was in de businessclass in het vliegtuig, was het heel normaal om te drinken. Geloofde ik dat echt? Ik denk het niet, maar ik gebruikte het wel om het goed te praten. Die dure lunches waren een statussymbool. Ik kon ze me veroorloven, dus deed ik vast iets goed, en dan was het ook prima om een drankje te nemen. Dat was de leugen. De werkelijkheid was dat ik niet anders was dan die zwerver op straat, behalve dat ik meer geld op zak had.

Die waanideeën heb ik niet meer. Ik zou met lege handen zijn achtergebleven als ik dat pad was blijven bewandelen. Vergeet het geld, ik zou mijn gezin zijn kwijtgeraakt, en terecht. Ik heb geluk gehad. Dat zie ik nu heel duidelijk. Had je me maar kunnen zien op die dag dat ik de afkickkliniek inliep, ik was die zwerver op de straat, alleen lag ik in mijn eigen huis. Op dat moment dacht ik er niet aan een foto te nemen, maar ik wou dat ik dat wel had gedaan. Het zou een fenomenaal geheugensteuntje zijn geweest voor mezelf en voor anderen. Mentale problemen en verslavingen discrimineren niet, iedereen kan ze krijgen. Het maakt niet uit wat je sociale of economische status is, waar je vandaan komt of wat dan ook, we zijn allemaal kwetsbaar. Het maakt niet uit of je op de stoep zit of in je ivoren toren, goedkope wodka drinkt of dure wijn, het is dezelfde rotzooi. In het afkickcentrum werd ik van alles ontdaan. Mijn kleding was niet beter dan die van de man naast me, we sliepen in hetzelfde soort bed, aten hetzelfde eten, gingen naar dezelfde therapeuten. Onze achtergrond verschilde misschien, we gaven allemaal de voorkeur aan andere drugs, maar we waren allemaal verslaafd, we leden eronder en we hadden hulp nodig.

De mannen in het afkickcentrum moesten eerst lachen toen ik vertelde dat ik voornamelijk wijn dronk. Nadat ik mijn verhaal met ze had gedeeld, verteld had hoeveel ik dronk en hoe geobsedeerd ik was, lachten ze niet meer. Ik had mijn shit zo lang verborgen, letterlijk en figuurlijk, dat niemand het geloofde toen ze de waarheid hoorden, zelfs de mensen die dicht bij me staan. Uiteindelijk is mijn ervaring geen uitzondering, overal zijn er mensen die hetzelfde hebben meegemaakt of het op dit moment doormaken. Ik ben die vent van televisie, maar ook die vent op de hoek van de straat, niet beter, niet slechter, niet anders. Zelfs met die dure fles wijn op tafel.

Een paar heren daar staken uit boven de rest. Deze mannen zaten er voor de tweede of derde keer en waren bij elkaar opgeteld heel wat tijd clean geweest en ze kenden het 12-stappenplan als hun broekzak. Ze wisten ook wat er fout was gegaan en waardoor ze waren teruggevallen en ze waren niet bang die ervaringen te delen. Vooral één vent prentte me om de paar dagen dezelfde boodschap in: 'Er is geen reden waarom je het niet in één keer goed kunt krijgen, Dan.' Ik was vastberaden. Hij liet me zien hoe belangrijk de lessen waren die we daar leerden, de noodzaak om die daar gelijk al toe te passen en ermee door te gaan nadat ik naar huis was gegaan. Hij sloeg me om de oren met zijn door schade en schande geleerde lessen en ik ben hem daar eeuwig dankbaar voor. De dagen waren veelbelovend, ik werd rustig wakker, met een doel voor ogen. Soms zag ik een van de mannen die voor mij waren aangekomen weer vertrekken, hopelijk klaar om zijn afkickproces in de echte wereld door te zetten. Maar soms kwam de realiteit weer even hard aan, wanneer ik de geharde, verslagen gezichten van de nieuwkomers zag en eraan herinnerd werd hoe ik er een paar dagen geleden aan toe was geweest. Het meest wrange voorbeeld daarvan was toen ik op een ochtend door de gang liep en iemand ingecheckt zag worden die een paar dagen eerder naar huis was gegaan. Hij had er ook uitgezien alsof hij er klaar voor was. Ik gebruikte al deze dingen om het vuur aan te wakkeren om me op mezelf en alles wat ik moest doen te concentreren. Als ik niet deelnam aan een sessie, dan las ik. Als mijn ogen vermoeid raakten, dan ging ik sporten. Op een gegeven moment was er altijd wel iemand die zijn ervaringen met me kon delen. Ik was een vent die meestal halfslachtig te werk was gegaan, maar nu haalde ik alles eruit wat erin zat, zowel qua kennis als begeleiding.

Ik ben de begeleiders, therapeuten en verpleegkundigen meer verschuldigd dan ik ze ooit kan terugbetalen. De mannen daar die tijdelijk mijn familie werden, ben ik nóg meer verschuldigd. Ik heb in die dertig dagen meer over mezelf, mijn verslaving en hoe daarmee om te gaan geleerd dan in de voorgaande vijfentwintig jaar. Elk verhaal dat ik hoorde, had andere elementen, maar toch waren ze ook allemaal hetzelfde. Ik leerde al heel snel dat mijn verslaving en hoe die mij in z'n greep had niet uniek is. Mijn alcoholmisbruik, mijn pogingen het in toom te houden, mijn neergang, mijn geestestoestand, het kwam allemaal maar al te vaak voor. Niet ieders put is even diep, sommigen moeten helaas dieper zinken dan anderen. Ik had het geluk nog getrouwd te zijn, dat mijn kinderen nog bij me wilden zijn, dat ik werk had, mijn leven was nog niet compleet naar de klote. Laat ik heel duidelijk zijn, het zou misschien even hebben geduurd, maar ik zou geruïneerd zijn als ik datzelfde pad was blijven bewandelen.

Toen ik me eenmaal overgaf en toegaf dat ik machteloos stond, was ik op de goede weg. Helaas heb ik ook moeten accepteren dat ik nooit helemaal genezen zal zijn, dat ik er alleen op kan hopen deze verraderlijke ziekte in de hand te houden. Ik zal er altijd aan moeten blijven werken om clean en nuchter te blijven, maar het zal het allemaal meer dan waard zijn. 'Zou ik alles opgeven voor één ding, of één ding opgeven voor alles?' Dat lijkt me klaar als een klontje. Het afkickcentrum was een zegen! Het is ook een lichtend voorbeeld waarom alle twaalf de stappen in het 12-stappenplan van AA zo belangrijk zijn.

Laat me je niet wijsmaken dat het makkelijk was, er is niets makkelijks aan om vier weken lang, 24 uur per dag, eerlijk naar jezelf en je leven te kijken. Een tijdlang moest ik elke dag huilen. Mijn telefoon was tijdens de intake ingenomen en die kreeg ik pas weer toen ik werd ontslagen. De eerste zeven dagen mocht ik geen contact opnemen met mijn gezin. Eerst vond ik dat complete bullshit en was ik er pissig over. Uiteindelijk besefte ik dat ik afgesloten moest zijn van de rest van de wereld om me volledig op mezelf te kunnen concentreren. Dat was mijn enige hoop. Toen ik die eerste week eenmaal was doorgekomen, mocht ik één keer per week dertig minuten facetimen met mijn kinderen. Hun gezichtjes, hun interesse in wat ik aan het doen was, en het allerbelangrijkste, zien dat het goed met ze ging, dat alles maakte het makkelijker voor me om te kunnen doen wat ik moest doen. Het was moeilijk om te zien hoe de kinderen lachten en giechelden, zoals gewoonlijk achter elkaar aan zaten, en me te realiseren dat het leven thuis zonder mij doorging, maar het was geen verrassing. Ik was in de loop der jaren vaak genoeg op lange werkreizen geweest en Natasha had het altijd prima geregeld.

Mijn vrije tijd besteedde ik aan sporten en lezen. Ik las nonstop. Eerst boeken over verslaving en het herstel ervan en daarna begon ik aan Ryan Holiday. Deze schrijver werd feitelijk mijn begeleider terwijl ik in het afkickcentrum zat. Een paar jaar eerder had ik zijn boek *Ego is de vijand* gekregen. Toen ik het ergens in 2018 las, had het een sterk effect op me. Het opende me de ogen en was onthullend, en leidde heel even tot wat broodnodige introspectie. Helaas legde ik het boek ter zijde om te drinken, en vergat ik het. Maar niet voor altijd. Toen ik mijn spullen inpakte om naar het afkickcentrum te gaan, gooide ik het in mijn tas, samen met nog een ander boek van Holiday: *In de stilte ligt het antwoord*. Toen ik *Ego* herlas, was het alsof ik door een vrachtwagen omver werd gereden. Het wees me er terecht op dat veel van mijn mentale obstakels geworteld waren in mijn ego. Zodra ik het uit had, pakte ik meteen *In de stilte*. Dat had ik binnen een paar dagen uit. Het was alsof dit boek in deze stormachtige tijd in mijn leven voor mij geschreven was. Het sprak me echt aan. De volgende keer dat ik met Natasha belde, vroeg ik haar of ze me Holidays boek *Het obstakel is de weg: Klassieke principes om van tegenslagen kansen te maken* kon sturen. Moet ik dat nog uitleggen? Ik las voorbeelden, kreeg handvatten en vond de motivatie om 'obstakels in kansen te veranderen'. Het leerde me hoe ik '*unstuck, unfucked and unleashed*' kon worden. Ik heb het twee keer gelezen en de tweede keer heb ik mijn favoriete gedeeltes gemarkeerd.

Na een paar weken was ik er klaar voor om naar huis te gaan. Ze zeggen dat het echte werk pas begint als je het afkickcentrum verlaat. Het is makkelijk nuchter te blijven en je goed te voelen in die veilige omgeving, maar zodra je in de maatschappij re-integreert, al je stressoren en triggers weer tegenkomt en je favoriete middelen weer voorhanden zijn, dan moet je alle handvatten, vaardigheden en lessen die je gekregen en geleerd hebt, inzetten. Mijn begeleiders, therapeuten en afkickbroeders bereidden me erop voor met een herstelplan. *Het obstakel is de weg* gaf me een richtsnoer voor mijn leven. Ik zou mijn levensreis omarmen en die met de rest van de wereld delen. Geen geheimen meer. Ik zou me niet meer verstoppen, ik zou mijn hoofd niet laten hangen, maar laten zien dat ik trots was op mijn overwinning. Ik zou deze levenslange, moeilijke ervaring gebruiken voor het welzijn van mezelf, mijn gezin en familie en anderen die er misschien mee worstelen. Geen schaamte en gêne meer. Mijn obstakel zou mijn weg worden.

Eenendertig dagen nadat ze me bij de ingang had afgezet, parkeerde Natasha op dezelfde plek. Ze was voor me teruggekomen. Ik was euforisch! Ze leek blij om me te zien, maar natuurlijk ook bezorgd wie de man was die ze nu mee naar huis nam. Het was de afgelopen maand niet makkelijk geweest alles draaiende te houden, en de tijd daarvoor ook al niet, maar hier was ze, en ze sprong weer in het diepe. Iemand zei me een keer dat het beste cadeau, het beste 'sorry', het beste 'dank je wel' dat ik haar kan geven is nuchter te blijven.

Ik kwam thuis in een vredig en verwelkomend huis, nog iets waar Natasha heel goed in is. Er was geen druppel alcohol te bekennen, zelfs de fles Fireball-whisky die ik in de garage had verstopt was verdwenen. Ik kon me niet herinneren dat gedaan te hebben. Ik pakte meteen alles uit, aangezien sommige gewoontes nooit zullen verdwijnen. Het was zo'n twee maanden geleden dat ik voor het laatst naar de kapper was geweest, dus ging ik snel nog even naar de kapper om mijn ragebol te laten knippen voor ik de kinderen van school ging halen. En toen zag ik ze, omhelsde ze en wilde ze nooit meer loslaten.

Ik weet niet of het juist is om te zeggen dat ik een van de gelukkigen ben, maar zo voelt het wel. Ik kwam thuis bij een gezin dat me steunde en van me hield, en het is geen strijd geweest om nuchter te blijven. Dankzij mijn broeders in het afkickcentrum die een koers voor me hadden uitgezet, heb ik dag in dag uit geweten wat ik moest doen om op die koers te blijven. Hun worstelingen met deze ziekte en hun bereidheid om zowel hun overwinningen als hun nederlagen te delen, bereidden me voor op mijn eigen gevecht. Die mannen hebben me bewapend en klaar voor de strijd het slagveld op gestuurd. Dat wil niet zeggen dat het een eitje is geweest, aangezien mijn vijand me meestal in een hinderlaag lokt en niet direct aanvalt. Helaas is muziek, bijvoorbeeld, een ongelukkige trigger voor me. Soms zit ik met de kinderen in de auto naar muziek te luisteren en brengt een willekeurig liedje me naar een moment in het verleden. Het slaat dan in als een bom, een of andere herinnering, een vreemd nostalgisch ogenblik, en herinnert me aan een goede tijd met drank. Het kan een jaren negentig hiphopnummer van Naughty by Nature zijn, soms een liedje van Daft Punk, of zelfs een grote hit van Elton John, en dan denk ik plotseling hoe lekker het zou zijn om er 'eentje te nemen'. Maar een van de vele simpele en toch geniale trucjes die ik heb geleerd is om in gedachten vooruit te spoelen en te visualiseren wat er zou gebeuren. Ja, het zou geweldig zijn om bij een barbecue met een biertje in de hand met mijn hoofd mee te bewegen op Naughty by Nature, maar als iedereen al naar huis was gegaan, zou ik blijven drinken en uiteindelijk het bewustzijn verliezen. Dan zou ik 's ochtends wakker worden en verlangen naar nog een drankje en zo zou de sneeuwbal de dodelijke helling af blijven rollen. In een oogwenk schud ik de nostalgie van me af en bevind ik me weer in de realiteit, wetend dat het slecht zou eindigen, en ga dan door met mijn prachtige, nuchtere leven.

Het is onmogelijk om muziek te vermijden en bovendien hou ik ervan, dus moet ik gewoon slim omgaan met de gedachten die bij bepaalde liedjes opkomen. Grotere opofferingen waren bepaalde vrienden en evenementen opgeven en 'nee' zeggen tegen bepaalde uitnodigingen en kansen, maar dat was iets wat me heel stellig werd geadviseerd. Daarnaast is het ook belangrijk om te vermelden dat het ook een opoffering is geweest voor mijn vrouw, Natasha, omdat ik de meeste etentjes en afspraken met andere stellen afsla. Het is moeilijk voor haar, wat weer lastig kan zijn voor ons. Ik ga niet meer naar wedstrijden van de New York Giants omdat ik dat heel erg associeer met drinken. Naarmate de maanden en jaren verstrijken, ga ik naar meer bijeenkomsten en feestjes en dat zullen er steeds meer worden, maar altijd met een exitstrategie. Het is belangrijk uit te leggen dat ik niet bang ben voor de noodzaak of druk om bij bepaalde gelegenheden te drinken. Eerder het tegenovergestelde, in de meeste gevallen waarbij ik nu mensen zie drinken, bekijk ik hun gedrag en voel ik me opgelucht dat ik niet meer zo leef. Het gevaar zit hem eerder in het me omringen met de verkeerde mensen die me op andere gedachten kunnen brengen en het verkeerde pad op kunnen sturen. Door die negatieve gevoelens op te roepen kan het dagen duren voor ik weer aan drinken denk. Daarom zorg ik ervoor met gelijkgestemde mensen om te gaan die het beste in me naar boven halen. Dat is een korte, maar betrouwbare lijst.

Dan heb je de confronterende momenten dat er bijvoorbeeld een glas bubbels in je hand wordt gedrukt door onwetend vliegtuigpersoneel. Dat zorgt altijd voor een moment van stilte, zoals wanneer mijn meest gevatte vriend ten koste van mij een hilarisch grapje maakt. Ik weet dat ik er niet op in zal gaan, maar ik denk er wel vluchtig over na voor ik mijn hoofd verslagen buig. Dat geldt ook voor de champagne. 'Nee, dank je.'

Wat ik nog niet heb opgelost, en dat zal misschien nooit gebeuren, is uit eten gaan. Dat is waarschijnlijk mijn grootste trigger. Jarenlang heb ik daar een dagelijks evenement van gemaakt zodat ik dan kon drinken, en nu eet ik liever thuis de kliekjes. Het is dan lastig me op mijn gemak te voelen en daar te willen zitten, kletsen, bestellen, kletsen, eten, kletsen, nog meer eten, kletsen, nagerecht bestellen, kletsen, eten, haal me hier alsjeblieft als de sodemieter weg! Ik heb er nooit van gehouden om over ditjes en datjes te praten, maar als ik dronk dan kon ik het aan. Nuchter? Ik dacht het niet. Mijn concentratieboog is niet zo lang, maar zelfs al was dat wel het geval, dan zou ik jouw verhaal waarschijnlijk minder interessant vinden dan wat de mensen om me heen aan het drinken zijn. Als ik word getriggerd, raak ik geobsedeerd door wat andere klanten bestellen, hoelang ze erover doen het op te drinken en hoeveel rondjes ze nemen. Dat is voor mij geen gezonde avond en een klotegesprek voor degene die gedoemd is met mij te eten. Die arme Natasha. Dit belooft niet veel goeds voor toekomstige romantische etentjes. Ik kan maar beter leren koken of zo.

22. Aftellen

Waarom we nooit over de verslaving van mijn tante hebben gesproken, het feit dat ze eraan dood is gegaan, dat het in de familie zit en dat veel van ons er al aan leden, zal ik nooit weten. We dronken allemaal bij familiebijeenkomsten, ondanks de voorgeschiedenis in onze familie. Mijn broer Andrew, mijn zus Candice en ik zijn allemaal passieve alcoholisten. Hier en daar kun je ook nog wat gokverslaafden vinden. Verslaving zit dus in de familie. Dat komt vaker voor en ik beschouw het dan ook niet langer als een smet. Het is de betreurenswaardige realiteit. Als we nu samenkomen, ouwehoeren we net zo hard als altijd, wat gepaard gaat met eindeloos gelach, en ik denk niet dat dat ooit anders gaat worden. Ik hou ervan. En we houden van elkaar. Wat wel zal veranderen, en niet alleen in ons huis, is hoe we met de kinderen praten en waarover we met ze praten. Is dat een garantie voor succes? Nee, natuurlijk niet. Zal het een verschil maken? De tijd zal het leren, maar ik heb hoop.

Toen ik ongeveer een jaar nuchter was, werd ik op een ochtend wakker en vroeg me af wanneer dit zou stoppen. Met 'dit' bedoel ik het gelukkige gevoel. Het leek of er al te veel tijd voorbij was gegaan en 'dit' moest toch wel een keer stoppen. Waarom? Waarom dacht ik dat er een einde aan moest komen? Nou, zolang ik me kon herinneren had ik alles in mijn leven afgeteld: nog zes dagen tot mijn volgende werkreis, nog vier dagen tot deze klus klaar is, nog twee dagen tot mijn nieuwe klus begint, nog drie dagen op deze manier doordrinken voor ik weer moet minderen. Ik keek alleen vooruit of achter me. Ik genoot niet van het moment.

We zaten in de laatste weken van een spannend nieuw seizoen van *Holland's Got Talent*. De grote finale was al over tien dagen en het enige waar ik aan kon denken was aftellen tot het voorbij was. Ik was moe en ziek van mijn angsten en het reizen. Bovendien zou ik de dag na de finale met mijn familie op een fantastische vakantie naar de Turks- en Caicoseilanden gaan. Vijf, vier, drie, twee, één en godzijdank, het programma is voorbij. Ik vierde het geweldige seizoen niet, de winnaar niet, het plezier dat ik had gehad niet, ik was gewoon blij dat het voorbij was. En ineens zat ik op een prachtig eiland met mijn gezin, maar ik had maar zeven dagen. O shit, nog maar zes, en dan moest ik weer aan het werk. Vijf, vier, enzovoorts. Plotseling was onze vakantie voorbij en had ik alles gemist. Ik werd zo in beslag genomen door wat er ging komen en de angst daarvoor, dat ik er niet in geslaagd was me gelukkig te prijzen met de plek waar ik was en de mensen met wie ik op vakantie was. Ik was alweer thuis, aan het aftellen tot de volgende klus en een nieuw plan aan het bedenken voor wanneer ik ging minderen.

Mijn leven en alles wat het te bieden had, was aan me verspild. De dagelijkse vreugde om het samenleven met een geweldige vrouw en twee gezonde, levenslustige kinderen ging helemaal aan me voorbij. De luxe mijn kinderen naar school te kunnen brengen, naar voetbalwedstrijden te gaan, te vissen op het steigertje, wandelingen te maken met mijn vrouw, samen te eten, met z'n tweetjes uit te gaan, het waren hobbels op de weg naar grotere evenementen. De succesvolle televisieprogramma's en de luxe vakanties werden vluchtige momenten met alleen wat foto's als herinnering. Ik was altijd op weg naar het volgende, maar waar ging ik verdomme heen? Het antwoord was: 'Maakt niet uit!' Als het maar niet het heden was.

Het is geen wonder dat ik nuchter wakker werd, iets langer dan een jaar nadat mijn nieuwe leven was begonnen, en ik me afvroeg wanneer het zou stoppen. Dat was het enige wat ik jarenlang had gekend. Het verschil was dat ik dit keer helder was, in het moment, en dat ik me realiseerde en mezelf kon vertellen dat dit gevoel, deze manier van leven, deze vreugde niet hoefde te eindigen. Dit is mijn leven! Hoe anders en geweldig is het om op deze manier te leven en elke dag die me gegeven is eruit te halen wat erin zit.

Het constant aftellen werkte na een tijd verlammend. Het werd lastig voor me om meer dan één grote taak per dag af te maken. Het aftellen dat mijn weken, maanden en jaren had beheerst, was nu ook mijn dagelijkse routines binnengedrongen. Als ik om vier uur 's middags een programma had, dan begon ik zodra ik wakker werd af te tellen, zo erg zelfs dat ik vrijwel niets anders meer kon doen. Omdat ik vroeg opsta, had ik nog zo'n acht tot tien uur voor ik moest werken. Het was uitputtend om zo hypergefocust te zijn op dat tijdstip en tot vier uur af te tellen; ik keek letterlijk toe hoe de uren en de dag aan me voorbijgingen. Natuurlijk ging ik naar de sportschool om de wijn van de avond tevoren uit mijn systeem te zweten, scrolde door mijn sociale media, las het nieuws, verstuurde een e-mail, maar God verhoede dat ik nog een afspraak inplande of iets productiefs deed. Dat kon niet, ik moest die middag al iets doen! Ook hier, zoals met zo veel dingen in mijn leven, zat ik vast, was ik gefixeerd op wat er in het verschiet lag en had ik geen oog voor de dag die me werd aangereikt. Ineens was het dan vier uur en kon het spel beginnen. Nog maar twee uur voor het klaar zou zijn en ik terug kon gaan naar het hotel. Om te drinken. Tien, negen, acht, zeven…

Het is ironisch hoe ik na een leven lang aftellen nu op een oneindig lange reis naar nuchterheid ben. Als ik ervoor werk, clean blijf en niet te veel van mijn pad afdwaal, dan zal deze expeditie tot aan de dag dat ik doodga duren, stapje voor stapje natuurlijk. Zoals met de meeste reizen zal deze simpele momenten bevatten, waarop het lijkt alsof het leven voortkabbelt, en zware tijden die onoverkomelijk lijken, maar ik zal daar hoe dan ook van groeien en leren. Als ik nu kijk hoeveel er al veranderd is, allemaal ten goede, dan is dat verbijsterend. Om duidelijk te zijn, als ik zeg 'ten goede', dan meen ik dat echt. Alles, maar dan ook alles is beter, vooral als ik eraan denk waar dat andere pad me heen zou hebben geleid.

Aflevering 23 van mijn podcast, *Dan Karaty: If I'm Being Honest*, was heel bijzonder voor me. De gast van die week was Chris Herren, een voormalige NBA-basketballer, herstellend verslaafde, een echt inspirerend en motiverend spreker, en de bedenker van Herren Project en Herren Talks, waarmee hij duizenden jonge mensen in de VS helpt. Op de ochtend van 31 oktober 2022 was mijn kinderlijke opwinding duidelijk te zien toen Chris op Zoom verscheen. Hij was een fantastische gast, maar belangrijker nog, ik kon hem eindelijk persoonlijk bedanken voor wat hij voor me had gedaan. Toen ik net in de afkickkliniek zat, heb ik zijn documentaire bekeken en dat heeft echt mijn leven veranderd, en dat bedoel ik niet lichtzinnig. Zijn verhaal van hoe hij van lokale held een collegebasketbalster werd en toen een professionele basketballer, gevolgd door de diepe dalen waar zijn verslaving hem in sleurde en zijn uiteindelijke redding als echtgenoot en vader, hoe hij zich nu inzet voor het welzijn van jongeren en gemeenschappen en anderen inspireert met zijn verhaal, schudde me klaarwakker. En anderhalf jaar later had ik een een-op-eengesprek met de man die zonder dat hij het wist zoveel voor me had gedaan. Hij is ontzettend gepassioneerd en vastbesloten om een verschil te maken. Hij is ook rechtdoorzee, dus is het niet verbazingwekkend dat hij op een gegeven moment iets zei waardoor ik compleet verstijfde. 'Je zou heel middelmatig zijn geweest [als je was blijven drinken]. Je zou een middelmatige vader zijn geweest,' zei hij tegen me.

Dat ik koude rillingen kreeg, is een understatement, het was eerder alsof mijn hele lichaam gevoelloos werd. Omdat het een podcast was, moest ik blijven praten, maar ik wilde daar eigenlijk stilzitten, helemaal stil. Wat hij toen zei en hoe hij het zei, raakte heel diep vanbinnen een snaar. Later die dag had ik de tijd om dat – en wat het betekende – te verwerken.

Ik had elke dag een ongelofelijke vrouw aan mijn zij, en ik was een middelmatige echtgenoot. Ik had twee gezonde, prachtige kinderen die elke dag om mijn aandacht vroegen en ik was een middelmatige vader. Ik had decennialang gereisd, interessante mensen ontmoet en avonturen beleefd, en ik leidde een middelmatig leven. Ik was gaan geloven dat alcohol alles leuker maakte, hanteerbaarder, gewoon beter, terwijl het in werkelijkheid alles leegzoog. Overal waar ik keek was er liefde, zingeving en kansen, maar ik had er een fles voor gezet. Ik was niet getrouwd, had geen kinderen gekregen, om middelmatig te zijn. Als kind droomde ik er zeker niet van middelmatig te zijn, ik wilde de korte stop zijn, de verdedigende honkballer, bij de Yankees. Ja, ik heb mijn kicksen ingeruild voor sneakers, maar het is me wel gelukt ruimtes binnen te dansen waarvan anderen alleen maar kunnen dromen. Helaas liep ik eenmaal binnen wel meteen naar de bar. Datgene waarvan ik altijd dacht dat het voor een feestje zorgde, het toverdrankje, maakte uiteindelijk mijn leven dof. Het maakte mij mat en middelmatig.

De gedachte dat ik nog decennialang op die manier had kunnen doorgaan, is angstaanjagend omdat het reëel is. Als er geen coronapandemie was geweest, was ik blijven werken, reizen, van klus naar klus blijven hoppen, middelmatig gebleven. Ik kan je niet vertellen hoe ik erop terug zou hebben gekeken, ik zou waarschijnlijk de kans niet hebben gekregen, maar godzijdank hoeft dat ook niet. Nuchter worden heeft mij gered van een middelmatig leven. Nu ben ik de vader van wie ik altijd had gedacht dat ik die zou zijn en leer ik de man te zijn die Natasha altijd al heeft verdiend. Ik ben trots op het professionele werk dat ik heb gedaan, aanvaard het idee dat het meer en beter had kunnen zijn, en kijk gretig uit naar wat er komen gaat. Ik sta met mijn armen wijd gespreid, klaar om de wereld binnen te halen, en het voelt alsof de wereld haar armen ook voor mij heeft geopend. De zingeving die ik heb gevonden in kameraadschap, in vaderschap en binnen mijn gemeenschap laat me van binnenuit stralen. De verbinding die ik nu heb, eerst met mijn gezin en daarna met iedereen die op mijn pad is gekomen, is iets waarvan ik nooit dacht dat het mogelijk zou zijn. Als ik door het delen van mijn verhaal iemand anders van de middelmatigheid, of erger, kan redden, dan zal ik dat blijven doen. Want degenen die bereid waren hun ervaringen met mij te delen, ben ik eeuwig dankbaar.

23. Waar het om gaat

Ik besloot om een aantal redenen dit boek te schrijven. Ten eerste helpt het me bij mijn herstel. Hoe meer ik over mijn reis nadenk en erover praat, hoe sterker ik word. Specifieke momenten en mensen aanwijzen, verschillende fases in mijn leven analyseren en mijn ware ervaringen zien, in plaats van de rooskleurige verhalen die ik vertelde en soms ook geloofde; dat alles heeft bijgedragen aan een beter zelfbewustzijn. Eerlijk en echt zijn, hoe lelijk dat soms ook is, voelt onvoorstelbaar goed.

De tweede reden voor dit boek is dat ik mijn verhaal wil delen met iedereen die het wil of moet horen. Ik heb zo lang gedacht dat ik uniek was, dat mijn worstelingen anders waren, dat het onmogelijk was dat iemand het zou kunnen begrijpen. Toen ging ik naar de afkickkliniek en klonken alle verhalen akelig veel als die van mij. Misschien waren mijn worstelingen met angst en verslaving helemaal niet zo uitzonderlijk. Plotseling dacht ik niet meer dat ik alleen was, maar identificeerde ik me met andermans problemen. Het duurde niet lang of ik werd geïnspireerd en gemotiveerd door de succesverhalen van anderen over het omgaan met angsten en het overwinnen van verslavingen.

De bereidheid van volslagen vreemden om zich kwetsbaar op te stellen en hun levensreis te delen is van het grootste belang geweest voor mijn eigen herstel. Het liefst bereik ik miljoenen mensen met mijn ervaringen, kracht en hoop, maar zelfs voor één persoon zou ik het al doen. Mijn leven is fundamenteel anders en beter dan het was toen ik verslaafd was; de kans dat ik dat voor iemand anders zou kunnen doen is een drijvende kracht.

Als laatste, en zoals eerder gezegd: het obstakel is de weg! Ik heb door ontkenning, schaamte en gêne in stilte geleden. Natasha werd gedwongen met me mee te lijden. Toen ik de afkickkliniek binnenliep, was ik helemaal niet van plan clean te worden of mijn worstelingen met een of andere kerel te delen, laat staan met de hele wereld. Mijn leven was voorbij, gedaan, klaar. Ik zou nooit meer plezier hebben. Het was mijn doel voor de kinderen en Natasha te stoppen met drinken, zodat ze veilig zouden zijn en ik mijn plichten kon vervullen. Dat was het! Ik verwachtte dat de kliniek me zou leren niet meer te drinken en dat ik dan de rest van de tijd een verveeld, maar verantwoordelijk leven zou leiden. Naarmate ik helderder ging nadenken, me bewust werd van mijn problemen en die accepteerde, drongen de krachtige woorden van de pagina's van *Het obstakel is de weg* tot me door. Er was geen reden om me terug te trekken of me om mijn angsten en alcoholisme heen te manoeuvreren, het was tijd om ze te omarmen en te gebruiken! Het eerste wat ik moest doen, was eerlijk zijn, of eerder, verdomme stoppen met liegen! Ik loog over hoe ik me voelde en over hoe het met me ging, hoeveel ik dronk en wat ik gisteren had geluncht. Alles! Het was zo bevrijdend om geen schaamte te voelen, geen reden meer te hebben me te verbergen, en om de waarheid te spreken. Ik was herboren! Ik beloofde mezelf dat ik nooit meer zou liegen, nergens over. Dat betekende dat als iemand me vroeg waarom ik niet dronk, ik niet kon zeggen: 'Omdat ik aan het trainen ben, morgen heel vroeg op moet, een speciaal dieet volg.' Nee, niets daarvan. Een klein leugentje kon voor mij een gevaarlijke koers zijn, en die weg wilde ik niet meer inslaan. Ik zou de waarheid vertellen! Het was tijd om 'mijn obstakels in kansen te veranderen' en dat is precies wat ik nu doe. Mijn worstelingen en obstakels waren niet langer de bron van alle kwaad, het was tijd om ze te gebruiken om mezelf, anderen en mijn familie te helpen.

Op een donkere morgen, tegen het einde van mijn neergang, liep ik de kamer in waar Natasha, duidelijk boos, zat. Ik bood voor de miljoenste keer mijn verontschuldigingen aan die, na al die voorgaande keren, weinig effect hadden. Omdat ik dat wist, probeerde ik de woorden te vinden om het uit te leggen, en dit is waar ik mee kwam: 'Ik hou zoveel van jou en de kinderen. Maar ik haat mezelf.' Het was een zeldzaam moment van waarheid en helderheid. Zij verdienden meer en ik verdiende meer! Als je worstelt, het maakt niet uit waarmee, worstel dan niet in stilte. Praat. Deel. Zoek hulp. Je verdient meer.

Nuchter zijn heeft me ontelbare geschenken gebracht, en het grootste is aanwezig zijn. Het klinkt zo simpel, maar het was me totaal vreemd, zo lang als ik me kan herinneren. Ik leefde in twee plaatsen: spijt om het verleden en angst voor de toekomst. Wanneer ik klaar was met een succesvolle productie, concentreerde ik me op wat ik had gemist, waarin ik gefaald had of hoeveel grootser of beter het had kunnen zijn. Tijdens gigantische levensgebeurtenissen, zoals de geboorte van mijn kinderen, kon ik me alleen concentreren op de verlammende angst niet goed genoeg voor ze te zijn of hoe ik voor ze ging zorgen. Nooit was ik er gewoon voor ze. Nooit was ik gewoon trots op wat we als productieteam hadden neergezet. Nooit hield ik gewoon mijn kinderen vast en dacht: wauw, kijk nou eens naar dit kleine wonder. Spijt en angst beheersten mijn gedachten en gedrag. Nu niet meer. Tegenwoordig is er geen plek meer in mijn leven voor spijt en angst, ik leef in het moment. Er zit geen grens aan mijn zorgeloosheid en positiviteit. Wat dit betekent voor mijn gezondheid, mijn relaties, alle mensen om me heen en mijn productiviteit is gewoon krankzinnig. Heel even, nu ik dit zo opschrijf, spijt het me dat ik deze plek niet eerder heb gevonden. Maar ik laat die spijt meteen weer los en geniet van het feit dat ik er nu ben. En dan ben ik in één keer weer in het nu. Simpel, maar doeltreffend.

Ik ben in de veertig; ik begon met comazuipen toen ik nog maar vijftien was. Mijn alcoholisme kreeg me een paar jaar later in zijn greep, samen met de angststoornis. Ik heb meer dan vijfentwintig jaar met die klotehuisgenoot in mijn hoofd en de hunkering naar alcohol geleefd. Desondanks was mijn leven gezegend met zo veel geweldige momenten en herinneringen. Waar ik in gefaald heb, is het zien van die zegeningen en de tijd nemen om ervan te genieten. En helaas heb ik onderweg ook heel wat mensen pijn gedaan; dat verdienden ze niet. Het mooie is dat ik nog maar in de veertig ben, ik heb dit niet naar mijn latere jaren meegenomen. Quinn en Daniel zijn nog jong en ik kan ze zien opgroeien en daar iedere dag bij zijn, Natasha en ik hebben de tijd om onze liefde en onze relatie te blijven verdiepen en we kunnen nog steeds onze gezamenlijke en persoonlijke dromen najagen. Ik kijk uit naar morgen, maar ik verheug me op vandaag.

Dit boek is het bewijs van mijn nuchterheid. Waar het ook over was gegaan, als ik nog steeds dronk, zou het nooit zijn afgekomen. De onzekerheid en angst om te falen zouden me hebben verlamd en hebben geleid tot drinken, waardoor ik weer niet productief had kunnen zijn. Projecten zouden onaf zijn gebleven. Of het nu een klusje in huis was, iets belangrijks voor de kinderen of werk, ik kreeg het gewoon niet gedaan. Nu doe ik het met enthousiasme, liefde en doelgerichtheid.

24. Nuchtere dagen

Zorgeloos. Het is bijna kinderlijk. Zo voel ik me wanneer ik deze dagen 's ochtends wakker word; deze nuchtere dagen. Na jarenlang mijn dag in een waas te zijn begonnen, verteerd door angst voor wat de dag in petto had en voor wat ik misschien de avond tevoren in mijn dronkenschap had gezegd of gedaan, is het nu helemaal anders. Nu ik niet langer mijn spijtgevoelens met me meetors, is de dag vol kansen en verheug ik me op wat ik allemaal mág doen! Nu vind ik het heerlijk om met mensen te praten, eigenlijk met iedereen wel. En dit zegt iemand die zichzelf de afgelopen vijftien jaar antisociaal noemde. Ik heb het niet eens alleen over vrienden en familie, maar vaders aan de zijlijn van het voetbalveld, moeders op het schoolplein, barista's in koffietentjes, niemand ontkomt eraan. En iemand die interesse heeft om af te kicken? Ik hoop dat je de tijd hebt, want dan ga ik helemaal los.

Ja, ik leef weer. Ik ben 's ochtends vroeg weer in de sportschool te vinden, werk weer in de tv-studio, ben weer aan het golfen, en ben weer een echte vader en echtgenoot. Het verschil is dat ik nu alles waar ik van hou om de juiste redenen doe. Ik fitness omdat het goed voelt, niet omdat ik de alcohol van de vorige nacht eruit moet zweten. De talentenjachten waar ik producer en jurylid voor ben zijn spannend, interessant en inspirerend, niet alleen een middel om de rekeningen mee te betalen. Op de golfbaan zijn is leuk en therapeutisch, geen ontsnapping en reden om dronken te worden. En mijn gezin, man o man, niets voelt zo goed als de man, echtgenoot en vader te zijn die ik altijd al heb willen zijn. Ik ben een gezegend en gelukkig man die niet zo lang geleden nog een duister pad bewandelde. Mijn alcoholverslaving en onbehandelde angststoornis hadden me in een wurggreep. Ik wist dat ik alcoholist was, maar had mezelf er stom genoeg van overtuigd dat ik wist wat ik deed. Maar vanbinnen ging ik langzaam dood. Mijn arme vrouw Natasha wist het, en mijn kinderen zouden er ongetwijfeld onder lijden. Natasha heeft me zolang ik me kan herinneren aangespoord hulp te zoeken, maar ik wilde niet luisteren. Ik was een succesvolle televisiepersoonlijkheid, ik onderhield mijn gezin, nam ze meerdere keren per jaar mee op vakantie. Iedereen wist dat en dat is wat ik wilde dat ze zagen.

Jarenlang was ik bang voor het stigma en de schaamte als ik mijn verslaving zou toegeven en om hulp zou vragen. Veel te lang liet ik me door die angst leiden. Nu niet meer. Fuck angst! Toegeven dat ik een probleem had en hulp zoeken heeft me kracht gegeven. Weten dat ik niet de enige ben en dat we samen sterker staan tegen de verslaving en ziekte die alcoholisme is, heeft me kracht gegeven. Afkicken heeft me gelukkig gemaakt. Toen de ultieme uitdaging me in het gezicht staarde, greep ik die aan en presteerde. Ik ben van alles misgelopen, de sensatie en kick van sport, de gemeenschapszin en liefde die dans creëert, de schoonheid van samenwerken bij creatieve brainstormsessies.

Allemaal door faalangst, wat verdrietig is omdat het succes nooit in het winnen of verliezen zat, maar in het proces. De uitkomst zou slechts een deeltje van dat proces zijn geweest. Dit keer is het anders! Dit keer kies ik ervoor de reis te omarmen, met al zijn hobbels, kronkels, kuilen en steile hellingen. Ik heb ervoor gekozen nuchter te zijn!

Het was makkelijker geweest om te blijven drinken, om vast te blijven zitten in een gevoelloos, dof, egocentrisch bestaan. Maar ik kies ervoor te werken, en ik doe het werk, dag in dag uit, en ik geniet van elke minuut. Het leren, het groeien, de vredigheid en het geluk, en alles wat ermee samenhangt. En wat is mijn beloning? Ik leid een leven met mijn vrouw en kinderen, Natasha, Quinn en Daniel, waarvan ik nooit had durven dromen. Onze liefde groeit met de dag, de kinderen ontwikkelen zich, en daardoor doen we het samen als gezin en individueel heel erg goed. De reis die we samen maken is de echte overwinning.

Eindelijk heb ik kunnen definiëren wat succes voor me betekent. Ik jaag dat succes elke dag na en blijf maar winnen. Ik verheug me elke dag op de uitdaging, het werk en de resultaten en op de tijd die ik daarvoor heb. Het is echt waar, mijn leven is een sprookje.

De reis van Dan gaat door…

Hallo, ik heet Dan en ik ben alcoholist.

Mijn wekelijkse podcast *Dan Karaty – If I'm Being Honest* bevat afleveringen die gaan over verslaving, afkicken en alle obstakels in het leven, met internationale gasten uit o.a. de entertainmentbusiness, de sportwereld, de medische wereld en de politiek. Ik onthul echte, diepe en soms lelijke waarheden over mijn leven en die van mijn moedige gasten en hopelijk ontsluit ik daarmee unieke wegen naar herstel, geluk, success en verlossing. If I'm being honest, dan moet je hier echt naar luisteren. Volg en beluister *Dan Karaty – If I'm Being Honest* op je favoriete podcastapp.

E-MAIL ME!
dkpodcast@dankaraty.com

Ik blijf graag in contact met mijn lezers en luisteraars. Heb je vragen of opmerkingen over mijn boek of de podcast? Stuur me dan een e-mail. Ik lees en beantwoord alle mails die ik krijg.